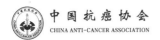

中国抗癌协会
CHINA ANTI-CANCER ASSOCIATION

发育保护

中国肿瘤整合诊治技术指南（CACA）

CACA TECHNICAL GUIDELINES FOR HOLISTIC INTEGRATIVE MANAGEMENT OF CANCER

2023

丛书主编：樊代明

主　　编：汤永民　高怡瑾　王　珊

　　　　　竺晓凡　王焕民

U0244797

天津出版传媒集团

天津科学技术出版社

图书在版编目(CIP)数据

发育保护 / 汤永民等主编. -- 天津：天津科学技术出版社，2023.4

("中国肿瘤整合诊治技术指南(CACA)"丛书 / 樊代明主编)

ISBN 978-7-5742-0966-4

Ⅰ.①发… Ⅱ.①汤… Ⅲ.①肿瘤—诊疗②儿童—生长发育—诊疗 Ⅳ.①R73②R179

中国国家版本馆CIP数据核字(2023)第050115号

发育保护
FAYU BAOHU

策划编辑：方　艳

责任编辑：马妍吉

责任印制：兰　毅

出　　版：天津出版传媒集团
　　　　　 天津科学技术出版社

地　　址：天津市西康路35号

邮　　编：300051

电　　话：(022)23332695

网　　址：www.tjkjcbs.com.cn

发　　行：新华书店经销

印　　刷：天津中图印刷科技有限公司

开本 787×1092　1/32　印张 6.125　字数 90 000

2023年4月第1版第1次印刷

定价：72.00元

编委会

丛书主编
樊代明

主　编
汤永民　　高怡瑾　　王　珊　　竺晓凡　　王焕民

副主编（以姓氏拼音为序）
蔡娇阳　　方拥军　　黄东生　　黄礼彬　　金润铭　　梁立阳
徐晓军　　杨明华　　杨文钰　　袁晓军

编　委（以姓氏拼音为序）
蔡　骞　　曹　清　　陈琼妮　　成海燕　　杜忠东　　费　怡
傅　鹏　　高谷　灿　　韩亚丽　　郝良纯　　贺湘玲　　胡慧敏
胡　榕　　江　莲　　姜大朋　　蒋马伟　　柯志勇　　黎　阳
李　杰　　李　毓　　廖柳华　　刘安生　　刘　莉　　陆小潋
吕　凡　　秦　红　　沈南平　　宿玉玺　　汤燕静　　田　朗
万　扬　　汪希鹏　　王广海　　王景福　　王文娟　　王　霞
王娅萍　　王　瑶　　王一卓　　王柱军　　吴小艳　　薛　瑶
闫　杰　　严　媚　　杨　超　　杨丽华　　张伟令　　张文林
张　谊　　赵明一　　赵　强　　赵珍珍　　周　芬

目录 Contents

第十章　五官与肢体保护 ················153

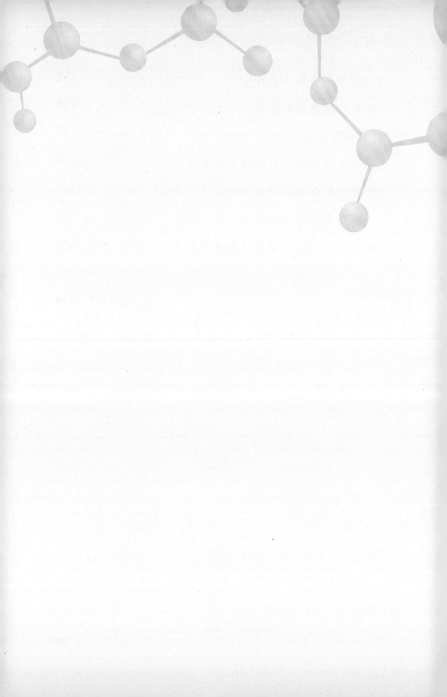

第一章

呼吸系统

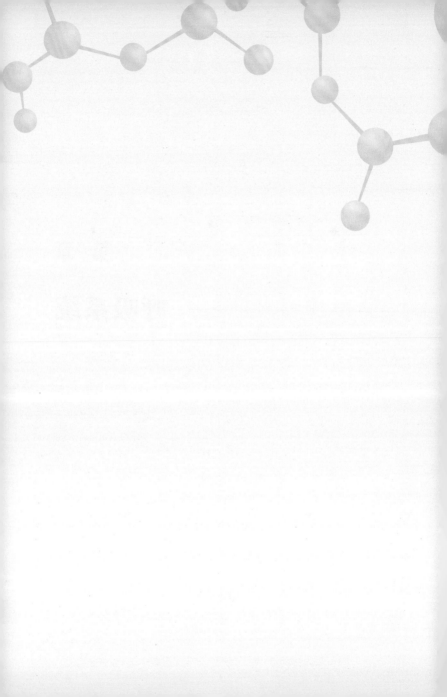

一、儿童呼吸系统特点和功能

呼吸系统是人体重要的生理屏障，是机体氧气和其他气体交换的主要场所，是机体新陈代谢的基础支撑。与成人相比，儿童呼吸系统特点主要是发育不完善，气道和支气管腔较狭窄，气管软骨发育不成熟，气管壁层平滑肌相对薄弱，同时肺弹力组织发育不良，故易出现气道塌陷及梗阻，影响通气功能。此外，儿童呼吸道黏膜柔软且血管丰富，易发生感染，出现黏膜充血、水肿，气道平滑肌收缩，黏液分泌增加等症状，且由于纤毛运动能力差，易出现喘息、咳嗽等症状，严重时可出现多脏器受累等。

肺是呼吸系统最重要的器官，位于胸腔内的纵隔两侧，分为左肺和右肺。肺泡是气体交换的场所，但儿童肺泡发育不完善，其气体交换单位少、肺泡直径小，同时血管丰富，整个肺脏含血量多，含气量相对较少，故儿童更容易发生肺部感染等疾病。

二、呼吸系统受损机制

儿童肿瘤合并呼吸系统受损很常见，这包括原发肿瘤转移及治疗过程引起的肺部并发症，如化疗、放疗、手术、造血干细胞移植以及移植后免疫抑制剂的使用等因素，均会影响患儿呼吸系统的正常生理功能。

（一）原发肿瘤转移

与成人相比，儿童肿瘤多来源于间叶组织，容易发生血行转移也是儿童肿瘤的特点。肺是最常见的转移部位，研究显示10%~40%的实体瘤患儿在诊治过程中会出现肺转移，其多为血源性播散，达到肺血管末端后肿瘤细胞驻留形成转移瘤，因此多发生在双肺的边缘或血管末端供应区。在儿童肺转移瘤中，肾母细胞瘤最常见，其次是骨肉瘤，其他还包括尤文氏肉瘤、横纹肌肉瘤、白血病、淋巴瘤、肝细胞癌、肝母细胞瘤、神经母细胞瘤和生殖细胞肿瘤，其起病隐匿，临床症状不典型，整体预后较差。

（二）化疗

采用抗肿瘤药物治疗的患者有10%~20%会发生肺毒性，但发生率受药物类型、剂量等因素影响。化疗药物可通过多种机制引起肺损伤，主要包括药物对肺部的直接毒性、机体的免疫反应以及毛细血管通透性增加，从而引起间质性肺炎、闭塞性细支气管炎、弥漫性肺泡出血等多种肺部疾病。其中，产生肺毒性最典型的药物是博来霉素，主要通过氧自由基和激活中性粒细胞抑制

DNA功能，损伤毛细血管内皮细胞，其代谢产物进入间质及肺泡表面，激活肺泡巨噬细胞产生炎症因子，介导胶原蛋白的形成，进一步促进肺纤维化和间质性肺炎。另外，烷化剂（白消安、环磷酰胺）、抗代谢类（甲氨蝶呤、阿糖胞苷）、亚硝脲类（卡莫司汀、司莫司汀）等多种抗肿瘤药物均可引起肺毒性，表现可为隐匿性，也可呈急性进展。

（三）放疗

放射性肺损伤是儿童肿瘤放疗的常见损伤之一，主要机制是辐照对DNA的氧化损伤，导致细胞损伤凋亡。而肺组织对放射性损伤非常敏感，目前已达成共识的是：血管内皮细胞和肺泡II型上皮细胞是射线造成肺组织损伤的主要靶细胞。在短期放射后，即有血管内皮细胞死亡形成基底膜剥脱区域，进一步造成血管腔被碎屑、血栓堵塞；照射3~6月后，出现肺泡壁硬化，血管内皮细胞损伤加重并伴有数量减少，部分毛细血管消失、纤维化出现；照射半年后，肺泡隔内弹力纤维和胶原蛋白沉着并增厚，残存肺泡缩小，血管壁增厚，最终肺泡萎缩，被结缔组织替代，即出现"肺纤维化"。

（四）造血干细胞移植

造血干细胞移植（hematopoietic stem cell transplantation，HSCT）后肺部并发症总发生率为25%~50%，也是移植后死亡的主要原因之一。研究发现，移植后非感染性并发症比感染性并发症更常见，且不同疾病发病时间各异，移植后早、中期可出现弥漫性肺泡出血、植入综合征、血栓性微血管病等，主要与移植前放疗、预处理及各种炎性因子的释放等因素有关；而晚期主要与移植后免疫重建延迟及移植物抗宿主病（graft versus host disease，GVHD）等相关，其中闭塞性细支气管炎（bronchiolitis obliterans，BO）是公认的HSCT后唯一可诊断为肺部GVHD的并发症，儿童HSCT后BO的发病率为2.7%~14.2%，其机制是供者免疫细胞攻击受者小气道，刺激炎症和纤维组织的形成，导致终末和呼吸性细支气管的管腔闭塞，从而引起阻塞性通气功能障碍。

三、呼吸系统受损临床表现、诊断及鉴别诊断

儿童肿瘤的肺损害表现多种多样，本节仅聚焦于临床工作中常见的疾病类型，这包括肺部感染、化疗后药物肺损伤以及HSCT后的肺部疾病等。

（一）肺部感染

在肿瘤患者中，感染是呼吸功能损害的常见原因。通常这类人群的免疫功能低下，易出现各种机会性肺部感染及肺炎的症状，但临床表现多不典型，易发展成重症病例。在肿瘤患儿出现发热及肺部表现时，需快速评估生命体征，进行相关病原体检查及影像学评估；结合症状、肺部体征、实验室检查及胸片或胸部 CT 基本可明确病原体。此外，由于患儿免疫功能受损，炎症反应被削弱，会导致感染征象缺失及肺部病变延迟，因此需尽快完成评估。

（二）药物相关性肺损伤

化疗药物引起的肺损伤多表现为间质性肺疾病，其症状及病理变化多不具有特异性。一般来说，具备以下特点可考虑抗肿瘤药物相关性肺损伤：①抗肿瘤治疗开始后的数周至数月内出现症状；②感染及其他原因无法解释的呼吸衰竭；③停药并应用糖皮质激素后好转。临床上常表现为化疗后渐加重的干咳及活动性呼吸困难，胸部影像学可有间质性改变，少数患儿也可能正常；肺功能检查可表现为肺体积减小和肺泡弥散功能下降。此外，间质性肺疾病的鉴别诊断涉及心力衰竭、肺高压等，因此在初始评估时应完成心脏功能检查。

（三）阻塞性肺病

阻塞性肺病常发生在造血干细胞移植后，最常见的疾病为 BO，多见于慢性 GVHD 患者，也是导致 HSCT 后患者死亡的重要原因之一。患儿多在移植 3 个月后出现干咳、劳力性呼吸困难或伴有喘鸣、低氧血症甚至呼吸衰竭等症状，胸部 CT 有小气道增厚或支气管扩张及空气潴留的证据，肺功能提示 FEV1/FVC 小于 0.7，FEV1 小于预计值的 75%。其症状多为隐匿且不典型表现，确诊时多已进展成中重度疾病，肺功能已发生不可逆改变，故病死率较高。

四、治疗或保护方法

在儿童肿瘤治疗及康复过程中，医务人员应及时诊断肺部并发症并给予合适治疗。明确患有肺部疾病时，应正确评估患儿病情及生命体征，依据严重程度实施治疗及保护方案。

（一）一般治疗与护理

保持呼吸道通畅，及时清除呼吸道分泌物；医护人员及家长对患儿加强护理，院内保证设有层流病房或具备隔离环境，院外避免人群聚集，预防交叉感染。

（二）监测及支持保护

定期进行监测，如怀疑药物或放射性肺损伤，应立即停止化疗或放疗。出现呼吸困难、喘憋、口唇发绀及低氧血症时，均应及时给氧以保证血氧饱和度；对于喘憋严重患儿，可予支气管解痉剂及雾化吸入等支持治疗。

（三）抗感染治疗

在感染高风险期，可予抗生素进行预防性治疗；在出现感染相关症状时，需立即予初始经验性治疗，待病原体明确后，再进行针对性治疗。根据病原药敏来选择敏感性抗生素，应注意足剂量、足疗程。肿瘤患儿治疗期间免疫功能下降，建议长期使用氟康唑、伏立康唑预防霉菌感染，口服复方磺胺甲噁唑预防卡氏肺囊虫感染等。

（四）糖皮质激素

糖皮质激素具有抗过敏、抗炎及抑制免疫反应等作用，是目前最有效的抗炎药物，亦可改善放疗、化疗及HSCT后肺损伤的进展。对于急性起病或症状严重的患者，必要时可使用糖皮质激素治疗。

（五）并发症治疗

肿瘤患儿一般基本情况较差，整个肿瘤治疗过程较长，感染严重者可并发全身系统功能障碍，故其他并发症的防治，如保持水、电解质和酸碱平衡，保护肝肾功能，纠正心功能不全，改善贫血及低蛋白血症等治疗尤为重要，可定期使用静脉丙种球蛋白支持治疗。

（六）定期随访

部分疾病临床表现多不典型，患儿应定期进行肺功能或胸部影像学检查，监测肺部疾病有无进展，尽早明确诊断及合适治疗。

五、预防及康复

从肿瘤确诊，到抗肿瘤治疗期间及长期随访阶段，医务人员及家长都需要关注患儿呼吸系统受损的风险，从而尽早采取预防措施，是降低肺损害最简单、最重要的手段。本部分将从治疗方法、生活方式、预防接种等多方面提出建议，旨在为儿童癌症幸存者预防呼吸系统损害做出教育指导。

1）在肿瘤治疗前应充分评估患儿病情及一般情况，对有危险因素的患儿应尽量限制肺毒性药物或放疗的累积剂量，为特殊患儿制定个体化的治疗方案。

2）定期进行随访及体检，严密监测患儿肺部症状或体征，可以每3~6月完成一次肺功能评估，监测肺部疾病是否发生或有进展。

3）对于已经出现肺损伤的患者，应尽早干预或行康复治疗，经详细评估后制定个体化的干预措施，必要时可由血液肿瘤科、呼吸科、影像科及康复科组成的多学科团队协作诊治。

4）培养良好的生活方式，加强个人卫生，要确保室内空气的流通，同时避免二手烟或有害物质的吸入；保证良好的营养状态，饮食上注意营养均衡，不食用过敏性或刺激性食物；同时患儿可进行适当的日常锻炼，以增强肺功能及机体免疫力。

5）进行预防接种是降低感染的有效手段之一，如肿瘤患儿完成免疫评估后，可定期接种流行性感冒（流感）疫苗、肺炎球菌疫苗等灭活疫苗，具体实施计划可参考本指南免疫系统章节。

6）社区或医院可以定期开展多种形式的健康教育及健康促进活动，以儿童癌症幸存者这一特殊群体为重点，对家长及患儿普及预防相关健康知识，增强人们的健康预防及保护意识。

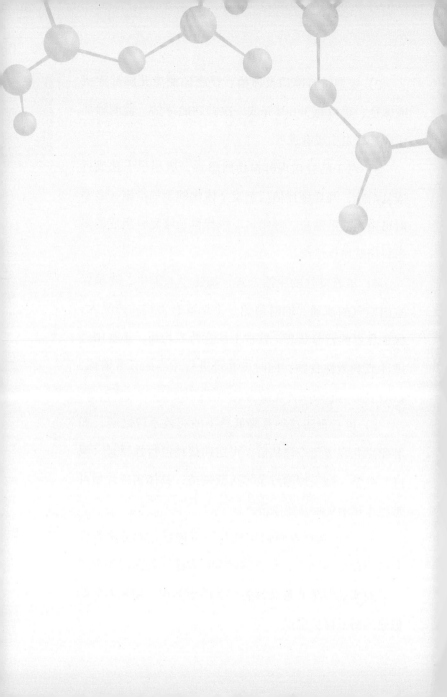

第二章

循环系统

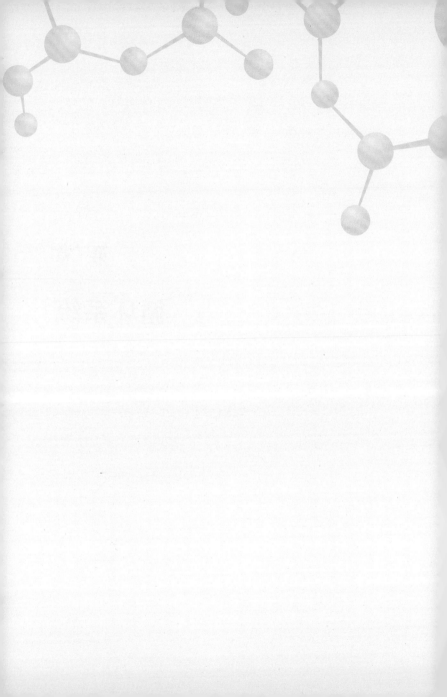

一、儿童循环系统的结构和功能

循环系统由心脏、动脉、静脉及毛细血管组成，心脏是循环系统的中枢，儿童循环系统随年龄增长而逐渐发育成熟。循环系统主要功能是输送氧气、二氧化碳、营养物质、激素和血细胞，并为机体提供营养，帮助抵抗疾病、稳定温度和pH值，并保持体内稳态。

二、肿瘤合并循环器官受损机制

许多疾病都会影响循环系统，恶性肿瘤所致心血管疾病已成当今危害人类健康的主要原因之一。因此出现了肿瘤心脏病学，是一门新兴发展的交叉学科。肿瘤心脏病学日益受到心血管病和肿瘤学界的重视。放射治疗（放疗）、常规化学治疗（化疗）、免疫治疗和靶向药物治疗等抗肿瘤治疗导致近、远期心血管系统并发症日益多见，不仅降低了肿瘤患儿生活质量，也严重影响了患儿预后。为此，欧洲已经发布关于肿瘤心脏病学的多学科共识，以阐明肿瘤治疗对心血管系统的影响，帮助指导肿瘤病学和心血管病学医师的临床实践。

儿童肿瘤种类与成人不同，随着肿瘤治疗及管理体系的不断完善，儿童肿瘤存活率已提高至80%以上，但仍为儿童死亡的第一大病因。追其原因，是由于儿童肿瘤幸存者生存时间远大于成人患者，故其罹患慢性疾病的风险也随之增加，而其中循环系统并发症是肿瘤复发和继发恶性肿瘤后最常见的直接死亡原因。因此，心血管疾病的负担很有可能将伴随儿童肿瘤幸存者的一生，导致患儿死亡风险明显增加，甚至超过其原发病或复发导致的死亡，儿童肿瘤心脏病学的开展迫在眉睫！我们必须针对这一特殊人群，通过终生定期随访促进心血管疾病的早期发现、早期或预防性治疗。

（一）化疗药物损害循环系统的主要机制

化疗药物种类较多，损伤的基础主要表现在心肌细胞超微结构坏死、脂质过氧化、线粒体功能障碍和活性氧以及心血管血流的影响为主要的病理机制。

1.蒽环类药物

蒽环类药物对心肌细胞内线粒体亲和力强，从而容易进入心肌细胞并直接损伤心肌细胞超微结构，造成坏死，导致心功能受损，且随着化疗剂量的累积，对心肌的影响大多不可逆。蒽环类药物也可通过与心肌细胞内铁形成复合物，导致自由基和活性氧产生，同时通过脂质过氧化作用、消耗谷胱甘肽过氧化物酶等途径引起细胞损伤和死亡。其他导致的心脏毒性机制还包括一氧化氨合成酶的上调和基因表达的改变，导致线粒体肌酸激酶活性和功能受损；线粒体钙调节的破坏，导致线粒体膜的不稳定，从而减少 ATP 的合成，最终导致细胞死亡。近来，心肌细胞内拓扑异构酶Ⅱβ的改变也被认为是蒽环类药物介导心肌毒性的一种机制。不过，心肌细胞对蒽环类药物的易感性是多方面的，并不依赖于单一的理论，具体复杂的毒性机制仍需进一步研究。

2.烷化剂抗肿瘤药物

烷化剂类抗肿瘤药主要包括环磷酰胺和异环磷酰胺等，这类化疗药物导致循环系统损害，脂质过氧化、线粒体功能障碍和活性氧产生是其主要的病理机制。

3.其他化疗药物

如5-氟尿嘧啶可引起冠脉痉挛，导致心绞痛或急性心肌梗死，其中冠脉痉挛发生率约10%，常见于治疗早期阶段。铂类药物（顺铂、卡铂）因其促凝血作用及因动脉血栓/栓塞所致的血管内皮功能障碍，也可致心肌缺血并增加患者 20 年后冠心病发生的风险。

（二）放疗对循环系统的损害机制

放疗是多种肿瘤治疗方案的重要组成部分之一，有35% 肿瘤患儿确诊后 1 年内会接受放疗，心血管并发症可于放射性物质暴露后急性发作，也可于20年或更长时间内缓慢出现。放射性物质会致心脏大血管及周围毛细血管内皮细胞功能障碍，主要表现为内皮细胞受损，导致内皮细胞增殖、肿胀、变性等。放疗促进机体产生前列环素、血栓烷素、白细胞三烯等花生四烯酸样物质；研究显示，放疗后数月趋化血小板的血栓烷素 A（thromboxane A2，TXA2）水平持续升高，促进微血栓形成。放疗过程中，花生四烯酸样物质水平的升高促进心脏大血管内斑块形成，加速动脉粥样硬化进程，在毛细血管内形成微血栓，也可促进间质纤维化。

（三）其他控瘤治疗的循环损伤机制

随着肿瘤治疗研究进展，靶向药物、免疫检查点抑制剂（immune checkpoint inhibitors，ICIs）也逐渐用于儿童恶性血液疾病及肿瘤的治疗。靶向治疗影响其他信号通路时可出现不良反应，对再生能力较差的器官（如心脏和血管）尤为重要。以儿童肿瘤治疗中较为常用的 VEGFR 抑制剂为例，其通过抑制血管生成发挥控瘤作用。此类药物最突出的心血管并发症是血压升高，有80% 患者可出现剂量依赖性高血压，停药后血压常可恢复。使用 VEGFR 抑制剂后血压可迅速升高，但短期内缺乏适应机制，可增加卒中或心肌梗死等血管事件风险。不同 VEGFR 抑制剂延长 QTc 间期效应差异较大，可能与其对心肌细胞钾通道直接作用不同有关。ICIs 相关心肌炎可能与自身免疫介导有关，该药所致心肌炎发生率为 1%~2%。目前尚不清楚如何有效识别高危患者。

三、临床表现、诊断及鉴别诊断

2022 年欧洲心脏病学会（European Society of Cardiology，ESC）发布了首部心脏肿瘤学指南，对肿瘤治疗相关性心血管毒性的定义、诊断、治疗和预后均进行了详细描述。肿瘤治疗相关性心脏毒性（cancer therapy-related cardiovascular toxicity）按损伤类型不同主要包括 5 个部分，分别对临床表现、诊断及鉴别诊断进行描述。诊断及监测肿瘤治疗相关性心脏毒性的检查手段主要包括心电图、超声心动图[左心射血分数（LVEF）、整体纵向应变（GLS）]、生物标记物（cTnI、cTnT、BNP 及 NT-proBNP）、放射性核素显像、心脏核磁共振（CMR）及心内膜心肌活检（EMB）等。因此，在肿瘤开始及治疗中均应定期进行心功能检查及评估。

（一）肿瘤治疗相关心脏功能障碍/心力衰竭

肿瘤治疗会对心脏结构和/或功能产生不利的影响，

出现无症状性心功能障碍或有症状心衰（heart failure，HF），统称为肿瘤治疗相关心功能障碍（cancer therapy-related cardiac dysfunction，CTRCD），主要表现为乏力、活动不耐受、气促、呼吸困难、水肿、乏力等，包括有症状的 CTRCD（HF）和无症状 CTRCD。

1.有症状 CTRCD

（1）轻度：有心衰症状，但无须强化治疗。

（2）中度：符合心衰诊断但需要门诊给予强化利尿和抗心衰治疗。

（3）重度：指需要住院治疗的心功能障碍或心力衰竭。

（4）极重度：需要予以肌力支持、机械循环支持的HF，或考虑心脏移植。

2. 无症状 CTRCD

（1）轻度：LVEF 大于等于 50%，与基线比，新GLS 相对降低大于 0.15% 和/或心脏生物标记物再升高。

（2）中度：LVEF 再降低大于 10 个百分点至 LVEF为 40%~49% 或 LVEF 再降低小于 10 个百分点至 40%~49%，以及与新基线相比 GLS 再降低大于 0.15% 或者心脏标记物再升高。

（3）重度：LVEF降低至小于40%。

（二）心肌炎

最常见心肌炎为ICIs心肌炎，可为病理组织学的诊断或临床诊断。病理学诊断ICIs心肌炎为光镜下见多灶性炎性细胞浸润，心肌细胞明显丢失。临床诊断需排除急性冠脉综合征（acute coronary syndrome，ACS）和急性感染性心肌炎后，cTn升高（与基线相比新的或显著变化），符合1项主要标准或2项次要标准。ICIs心肌炎诊断需与病毒性心肌炎及其他心肌炎鉴别。

1.ICIs心肌炎诊断

（1）主要诊断标准：急性心肌炎的CMR诊断（改良的Lake Louise标准），至少满足1项对水肿敏感的序列（T2加权成像或T2 mapping）以及至少1项T1序列（T1 mapping，ECV，心肌延迟强化成像），同时阳性才能诊断。

（2）次要诊断标准：①临床综合征（包括以下任何一种：疲劳、肌痛、胸闷、复视、上睑下垂、呼吸短促、直视、下肢水肿、心悸、头晕、晕厥、肌无力及心源性休克）；②室性心律失常（包括心脏骤停）和/或新的传导系统疾病；③左心室收缩功能下降，有或无非takotsubo模式的局部室壁运动异常；④其他免疫相关不良事件，特别是肌炎、肌病或重症肌无力；⑤提示性CMR。

2.急性心肌炎分度

（1）爆发性心肌炎：血流动力学不稳定，需要无创或有创通气的HF，完全或重度心脏传导组织和/或严重室性心律失常。

（2）非爆发性心肌炎：包括有症状但血流动力学和电学稳定的患者，以及与其他免疫相关不良事件同时诊断的偶发病例。患儿LVEF可能降低，但无严重疾病特征。

（3）类固醇难治性心肌炎：尽管使用大剂量甲基强的松龙，但心肌炎无法治愈或恶化（排除其他病因后临床恶化或持续肌钙蛋白升高）。

3.免疫相关性心肌炎分级

（1）G1级：仅为心脏生物标志物或心电图异常，无临床症状。

（2）G2级：轻微症状或中等量活动后有症状，伴心脏生物标记物和/或心电图异常。

（3）G3级：休息或轻微活动后症状明显，心脏生物标志物大于正常值上限（upper limit of normal，ULN），超声心动图和/或心电图明显异常/CMR显示心脏结构和功能异常。

（4）G4级：症状严重，中重度失代偿，血流动力学不稳定，心脏标志物钓大于3ULN，危及生命需紧急治疗。

（三）血管毒性

肿瘤相关血管毒性包括无症状血管毒性和有症状血管毒性。无症状血管毒性包括冠心病和肺动脉疾病、颈动脉疾病、静脉血栓形成、动脉血栓形成、外周血管痉挛、冠脉心外膜血管痉挛和冠脉微血管痉挛，虽无症状，但影像学有相应诊断依据。有症状血管毒性包括卒中、短暂性脑血管发作、心肌梗死、血管痉挛性心绞痛、微血管性心绞痛、雷诺现象等。有相应血管受累的临床症状和定位体征。

（四）高血压

高血压的临床表现主要为头晕、头痛、鼻出血、食欲减退等，严重高血压可出现共济失调、失语、惊厥、昏迷等。高血压诊断标准与成人不同，不同年龄段儿童高血压诊断标准不同。1~13岁儿童正常血压标准：收缩压（SBP）和（或）舒张压（DBP）在3个时点均小于同年龄、同性别、同身高儿童血压第90百分位（P90）时判定为正常血压；大于等于13岁儿童正常血压值为小于120/80 mmHg。肿瘤治疗相关高血压需与原发性高血压、常见继发高血压如肾性高血压等鉴别。

（五）心律失常和QTc间期延长

心律失常包括各种类型心律失常、不同治疗方式、不同药物种类所致的心律失常不同。主要为心动过缓，室上速，室性心律失常和房颤。QT间期延长指根据不同性别、年龄，判断QTc间期延长（男大于460 ms，女大于480 ms）。不同年龄组正常QT间期范围见（表1）。

表1　QT间期随年龄和心率的变化（秒）

年龄	心率（次/min）					
	小于70	71~90	91~110	111~130	131~150	大于150
出生~1天			0.23~0.39	0.26~0.34		
1~7天		0.29	0.26~0.30	0.24~0.30		
8~30天			0.28	0.23~0.27		0.21~0.24
1~3个月			0.27~0.34	0.26~0.30	0.24~0.28	0.24~0.26
4~6个月			0.26~0.34	0.25~0.32	0.23~0.34	0.21~0.24
7~12个月			0.26~0.34	0.24~0.31	0.22~0.28	0.24~0.28
1~3岁		0.28~0.33	0.26~0.32	0.24~0.30	0.23~0.30	0.24~0.27
4~5岁		0.28~0.36	0.28~034	0.27~0.32	0.22~0.36	0.21
6~8岁	0.34	0.30~0.38	0.29~0.36	0.29~0.30	0.23~0.28	0.22
9~12岁	0.37~0.38	0.30~0.36	0.30~0.36	0.30~0.32		
13~16岁	0.34~0.40	0.32~0.40	0.31~0.35	0.26		

四、治疗与保护

(一) 无症状心血管毒性的治疗

1.无症状性cTnI/T异常的治疗

请心内科医生会诊（如条件允许，优先推荐肿瘤心脏病科医生会诊），应用超声心动图检测 LVEF、GLS，评价冠状动脉情况，明确有无缺血性心肌病，同时可考虑启动心肌保护治疗（ACEIs/ARBs/ARNI 和/或 β 受体阻滞剂）；如为蒽环类化疗药物，可用右雷佐生；如仅为 cTn 轻度升高，无明显心功能不全表现，可继续控瘤治疗。

2.无症状性LVEF下降的治疗

请心内科医生会诊（如条件允许，优先推荐肿瘤心脏病学医生会诊），启动抗心衰治疗（ACEIs/ARBs/ARNI 和/或 β 受体阻滞剂）；如蒽环类化疗药物出现的无症状 LVEF 下降，是否继续应用药，需权衡利弊，如病情需继续用蒽环类药物，可改用脂质体多柔比星减轻心脏毒性或应用右雷佐生保护心肌治疗；同时需 1~2 周期复查一次 LVEF，每周期复查生物标记物，检查心血管体征。

3.无症状性GLS下降的治疗

可考虑启动心肌保护治疗，如无心衰症状，每3个月复查LVEF、GLS，随诊过程中出现HF症状，需及时复查及评估LVEF、GLS及生物标记物。如仅GLS异常，可暂不调整化疗方案。

（二）症状性心血管毒性的治疗

1.心肌损伤与心衰处理原则

急性心衰可威胁生命，立即联系心脏科医生协助诊治。慢性心衰药物治疗为：①利尿剂（托拉塞米，呋塞米，布美他尼，托伐普坦等）；②ACEIs/ARBs/ARNI；③β受体阻滞剂（美托洛尔、比索洛尔、卡维地洛）。如LVEF小于40%，不推荐用蒽环类药物。其他治疗需遵循目前心衰治疗指南，长期治疗应兼顾肿瘤治疗的有效性及可行性。

2.免疫相关性心肌炎处理原则

G1级：主动监测，肿瘤心脏病团队会诊，完善心脏生物标志物及炎性标记物、D-二聚体、心电图、超声心动图，有条件行CMR、冠脉CT/造影。如免疫相关心肌炎诊断成立，暂停ICIs，必要时予甲泼尼龙治疗。

G2级：此类病人需停用ICIs，并住院治疗，心电监护，立即予甲泼尼龙治疗（初始剂量1~4mg/kg.d），心功能恢复至基线后缓慢减量至少4~6周后停药，同时完善心脏生物标志物及炎性标记物、D-二聚体、心电图、超声心动图，有条件行 CMR、冠脉 CT/造影、心内膜活检。

G3 及 G4 级：需立即永久停用 ICIs，卧床休息，重症监护，肿瘤心脏病团队会诊，检查同 G2，立即予甲泼尼龙冲击治疗 3~5 天，心功能恢复至基线后缓慢减量至少 4~6 周停药（必要时 6~8 周），必要时安装临时起搏器或永久起搏器。如糖皮质激素治疗 24 h 无改善，加用"免疫抑制剂±血浆置换±生命支持"等措施。

（三）高血压

肿瘤相关高血压降压药物首选为 ACEIs、ARBs 及二氢吡啶类钙通道阻滞剂（CCB），慎用药物为噻嗪类利尿剂、醛固酮受体拮抗剂及 β 受体阻滞剂等。

（四）心律失常

肿瘤患儿治疗过程中可能发生多种类型心律失常，可分为快速型和缓慢型心律失常，有些心律失常可能产生严重临床症状甚至威胁生命。肿瘤治疗引起的心律失常需与贫血、发热、感染、外科手术、合并用药及合并基础心血管病等继发原因所致心律失常鉴别。常见心律失常的治疗原则：对于窦速，去除诱因，必要时应用 β

受体阻滞剂、CCB减慢心率。心房颤动治疗原则和目标与一般人群大致相同。放疗后出现的窦房结功能障碍和传导异常多为永久性不可逆性，化疗药物紫杉醇和沙利度胺可致窦房结功能障碍、缓慢心律失常及心脏传导障碍。QT间期延长，亦称LQTS，主要表现为心室复极延长，易产生恶性心律失常尤其是尖端扭转性室性心动过速，导致晕厥、心脏骤停甚至猝死等不良事件。

（五）心血管系统功能的长期监测

儿童肿瘤患者长期幸存者群体不断增加，控瘤治疗的心血管损伤（如瓣膜损伤、血管损伤、心律失常、心肌与心包疾病、血管疾病等）可能会在数十年后才显现，因此在治疗结束后1年应开始心脏专科定期随诊（ECG、心脏彩超、CMR和血管超声等），监测心血管病危险因素（CVRF），提高对继发性心血管病的认识，而女性备孕前和怀孕初期应接受心脏检查，同时也需注意保存既往治疗方案和长期随访记录。

五、预防及康复

坚持"预防评估、治疗监控、康复随诊"闭环式的管理模式。肿瘤患者制定控瘤治疗方案前均评估心血管并发症风险，治疗过程中定期监控，对已出现的并发症积极干预处理，必要时进行心血管康复，以进一步提高肿瘤患者的远期生存率和生活质量。

(一) 预防

肿瘤治疗中，进行心血管毒性（CVT）一级预防是为了避免非心血管疾病（CVD）患者发展成CTR-CVT，或将这种可能性最小化。二级预防是指对已有CVD患者进行干预，包括既往或新发CTR-CVT患者。对并发复杂CVD的肿瘤患者，由于CVD可能会影响肿瘤治疗，建议进行多学科会诊（MDT）。建议制定并提供合适预防和监测计划来应对潜在CV并发症。为了促进肿瘤治疗并改善患者预后，必须对CVRF和已有CVD患者进行优化管理。

肿瘤治疗期间，基于特定肿瘤治疗和基线CV毒性风险，可选择包括3D超声心动图、GLS和心脏标志物在内的具体监测途径来检测CV毒性。肿瘤治疗期间和之后的CTRCD治疗建议取决于CTRCD的严重程度和症状。

肿瘤治疗完成后，肿瘤心脏病学团队重心应转移至长期随访的协调工作，该协调工作从治疗一年后"治疗结束"评估开始，即对接受心脏毒性控瘤治疗的肿瘤患者进行回顾，重新评估其心血管毒性风险，并指导长期监测规划。

（二）康复

肿瘤患儿康复包括饮食指导、运动康复指导、鼓励患儿及家属参与疾病自我管理和随访指导四个方面。

1.饮食指导

针对患儿肿瘤类型，治疗过程中均给予针对性饮食指导；针对并发心血管疾病等高风险患儿，适当限制食盐摄入量和饮水量，针对合并糖尿病，高血压等其他慢性病者，给予相应饮食指导。

2.运动康复指导

运动负荷及心功能评估：心肺运动试验，6 min 步行试验等，评估指标包括最大运动耐量，最大无氧阈等，如有严重心律失常，骨关节相关疾病为评估禁忌证。安全性评估包括：专业心脏康复机构，严密观察患儿运动过程中各项生命体征及运动参数变化；居家运动者，指导患儿掌握自行监测生命体征方法，出现不耐受时立即停止运动，及时就医。

3.鼓励

患儿参与或家长参与疾病的自我管理 改变生活方式，体重管理，控制血压及血脂，积极参与运动。提高对疾病的认识，定期随诊。提升饮食及服药依从性。心理自我调整，如呼吸放松训练、音乐疗法等。

4.随访指导

针对心功能正常的无症状患儿，建议控瘤治疗后6~12个月进行心功能评估筛查，此后按建议定期随访。发现左心功能障碍或心衰患儿，建议在可耐受情况下，无限期接受心衰治疗，按心衰指南进行随访。接受胸部放疗患儿，治疗后2~4年心血管事件发生率开始增加。出现心肌毒性症状及未出现症状患儿提出不同级别的随访建议。

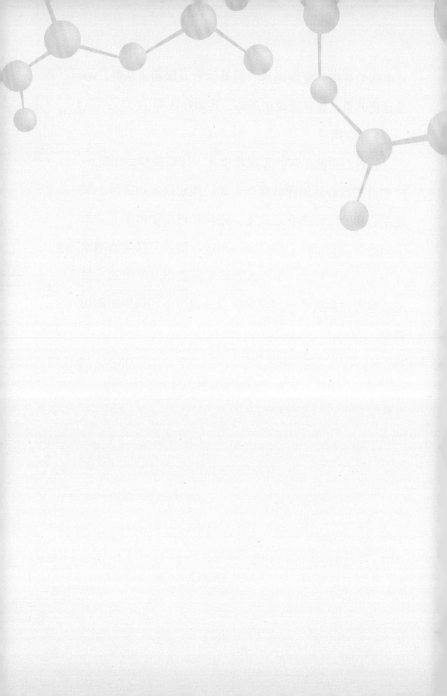

第三章

消化系统

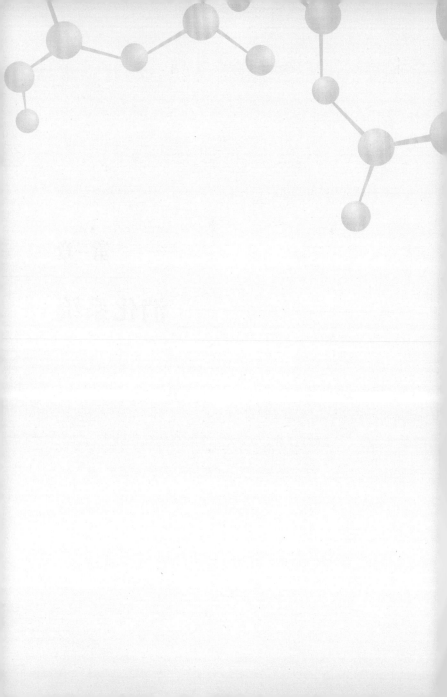

一、儿童消化器官的结构与功能

儿童消化系统包括口腔、食管、胃肠道等消化道，以及肝胆、胰腺、唾液腺等消化器官，执行消化、吸收、代谢营养物质的功能。儿童消化系统解剖结构发育较早，其生理功能仍处在逐渐成熟中。儿童消化道的黏膜薄、血管丰富、通透性高，肠管长度相对成人较长，肝脏代谢旺盛、再生能力强。因此，在肿瘤患儿诊疗过程中易发生各种消化道急性并发症，但远期并发症相对较少。

二、肿瘤对消化系统的影响因素

肿瘤患儿消化系统的影响取决于肿瘤及其治疗方式和患者本身的因素，包括肿瘤类型、累及器官、手术类型、手术范围、化疗药物类型、剂量和疗程；放疗类型、部位和剂量，是否造血干细胞移植，患者性别、年龄、既往疾病、遗传因素、家族史、社会经济地位、卫生习惯等。

1.疾病因素

儿童横纹肌肉瘤可发生于口腔任何部位，呈膨胀性生长，且多伴骨吸收破坏影响进食。肝母细胞瘤、腹腔淋巴瘤等均易有消化系统并发症。

2.治疗因素

实体瘤手术切除，如肝母细胞瘤可能需行肝大部分切除甚至肝移植、肿瘤致肠梗阻坏死导致肠切除等；化疗及造血干细胞移植预处理方案致黏膜、胰腺损伤、恶心呕吐、应激性溃疡等；腹腔放疗大于25 Gy可造成肠道远期并发症增多；移植后合并肠道或肝移植物抗宿主病（GVHD）、肝窦阻塞综合征等。

3.患者因素

患儿平素口腔卫生习惯、龋齿，既往有无幽门螺杆菌（HP）感染史、单纯疱疹病毒（HSV）感染、胃十二指肠溃疡、糖尿病家族史等，均可影响化疗期间消化道功能。

三、临床表现及诊治

肿瘤对消化系统的影响主要发生在儿童肿瘤治疗期间和治疗后早期。放化疗所致口腔炎（oral mucositis，OM）、化疗所致恶心呕吐（chemotherapy-induced nausea and vomiting，CINV）、转氨酶升高乃至药物性肝损伤（drug-induced liver injury，DILI）、胰腺炎等均是儿童肿瘤治疗过程中非常常见的并发症，亦对儿童肿瘤治疗进程产生较大影响。

（一）口腔黏膜炎（OM）

口腔黏膜炎指口腔炎性或溃疡性损伤，是儿童肿瘤治疗常见并发症，中位发生率约53%。口腔黏膜炎主要表现为口腔黏膜充血、红斑、水肿、糜烂以及不同程度溃疡等，常表现为局部疼痛、进食困难、口干及味觉障碍等。口腔黏膜炎的高危因素主要是头颈部放疗、含大剂量甲氨蝶呤和烷化剂的化疗、造血干细胞移植、继发感染等。

口腔黏膜炎的诊断分级主要根据世界卫生组织（WHO）分级标准分为0—4级，其中15.8%为严重病例，表现为明显疼痛、出血、进食困难、继发感染等，严重影响患儿生活质量、增加治疗费用和住院时间、甚至危及生命。因此，强调对OM进行全程规范化管理，包括发生OM风险评估、预防OM发生、根据OM分级治疗和护理、健康指导减少OM再发。

关于OM预防和治疗推荐：①冷疗：在化疗给药时间短、能配合的患儿在放疗及注射化疗期间使用口腔含冰水或冰块进行局部冷疗，不推荐注射时间超过1 h以上的化疗期间使用冷疗；②低剂量激光光疗，但在小年龄儿童较少使用；③营养支持，包括补充谷氨酰胺

0.4g/kg/d，尽量选择经口营养，无法进食者可通过管饲给予肠内营养，必要时肠外营养补充；④保持口腔清洁，通过软毛牙刷刷牙、餐后漱口等方式保持口腔清洁，注意在口腔护理时避免加重出血，咀嚼口香糖、碳酸氢钠漱口、蒸馏水、洗必泰、苄达明、蜂蜜、姜黄素、吗啡漱口液、利多卡因黏性溶液、过饱和磷酸钙漱口液等可能有清洁、抑菌、止痛、促修复功效而发挥治疗作用，角质形成细胞生长因子、口腔黏膜保护剂、白介素11漱口等可能有一定效果，但仍需更多研究证实。

（二）化疗相关恶心呕吐（CINV）

化疗所致恶心呕吐是肿瘤化疗过程中常见不良反应，如不预防，发生率达70%~80%。按发生时间及治疗效果，通常分为5种类型：①急性恶心呕吐：给药后数分钟至数小时发生，5~6 h达高峰，多在24 h内缓解；②延迟性恶心呕吐：化疗24 h后发生，常见于顺铂、卡铂及环磷酰胺等化疗时，可持续6~7天；③预期性恶心呕吐：患者在前一次化疗时经历了难以控制的CINV，在下一次化疗开始之前即发生恶心呕吐；④突破性呕吐：即使进行预防处理但仍出现的呕吐，并需挽救性治疗；⑤难治性呕吐：以往化疗周期中使用预防性和/或挽救性止吐治疗失败，在后续化疗周期中仍出现呕吐，需除外预期性呕吐。

不同CINV发病机制不同，但不同机制间可共存。CINV的发病机制主要包括外周和中枢神经系统途径。外周途径主要参与急性CINV的发生：化疗药产生的自由基刺激胃肠道嗜铬细胞，导致5-羟色胺3（5-HT$_3$）释放，随后通过5-HT$_3$受体与肠迷走神经传入神经结合，通过中枢神经系统的孤束核（NTS）和化学受体触发区（CTZ）触发呕吐反射（24h之内）。5-HT$_3$受体信号传导也可在延迟性CINV中起作用，但程度比急性CINV小。延迟性CINV主要神经递质是P物质。化疗药物触发中枢和外周神经系统神经元释放P物质，与孤束核的神经激肽-1（NK1）受体结合，诱导呕吐。预期性CINV是对先前CINV发作的条件反应。CINV发作时出现的感觉刺激（如视觉、声音、气味）使患者将该刺激与恶心呕吐联系起来，随后暴露于刺激物会引发恶心和呕吐条件反应。

CINV管理需注重全程与个体化，包括风险评估、预防为主的治疗，生活方式管理和再评估。根据化疗药物如不给予预防措施发生CINV的可能性，分为4个致吐风险等级：高度（发生CINV的可能性大于90%），中度（30%~90%），低度（10%~30%），轻微（小于10%）。结合病人个体差异，给予预防性治疗。目前临床上常用防治CINV药物，根据作用机制大致分为：5-HT$_3$受体拮抗剂如昂丹司琼、格雷司琼、帕洛诺司琼等，NK-1受体拮抗剂如阿瑞吡坦，糖皮质激素如地塞米松，还有非典型抗精神病药物如奥氮平，苯二氮䓬类药物如阿普唑仑、吩噻嗪类药物如苯海拉明、氯丙嗪，其他止吐药物甲氧氯普胺、东莨菪碱等。对高致吐风险药物，建议用药前予5-HT$_3$受体拮抗剂+糖皮质激素+NK-1受体拮抗剂三联预防；对中致吐风险药物，建议用药前予5-HT$_3$受体拮抗剂+糖皮质激素±NK-1受体拮抗剂二联或三联预防；对低致吐风险药物，建议用药前单用5-HT$_3$受体拮抗剂预防。

（三）肝损伤

肝损伤是儿童肿瘤治疗期间常见并发症，其发生与肿瘤累及肝脏、手术、药物损伤、病毒感染、代谢等有关。最常见原因是药物性肝损伤（DILI）。

DILI指由各类处方或非处方化学药物、生物制剂、传统中药、天然药等所诱发的肝损伤。一项儿童实体瘤调查发现，约14%实体瘤患儿发生肝损伤，其中31%为药物性肝损伤，其余原因有感染、原发病累及、围术期等。在儿童恶性血液肿瘤中，DILI是最常见的药源性疾病，常用化疗药物如巯嘌呤、甲氨蝶呤、阿糖胞苷、门冬酰胺酶、预防性使用的抗真菌药如伏立康唑、泊沙康唑等均可导致DILI。使用造血干细胞移植治疗的患儿，预处理方案中的全身放疗、烷化剂、预防GVHD药物如环孢素等均易造成DILI。

DILI症状可有低热、厌食、恶心呕吐、右上腹疼痛、黄疸、大便颜色变浅或深色尿、胆汁淤积引起的瘙痒，严重者可发生急性肝衰竭凝血障碍、肝性脑病。但是，DILI患者常无症状，只有通过实验室检查才发现。判定肝损伤是由药物引起的关键因素如下：药物暴露是在肝损伤发生之前，排除了基础性肝病；停用药物可使肝损伤有所好转；再次用药可发生迅速而严重肝损伤复发。当出现DILI时，及时停用可疑药物，尽量避免再次用可疑或同类药物，应充分权衡停药引起原发病进展和继续用药导致肝损伤加重的风险。根据DILI临床类型选用适当保肝治疗，肝细胞损伤型DILI可用甘草酸制剂、双环醇、多烯磷脂酰胆碱、水飞蓟素类药物等；胆汁淤积型 DILI 可用熊去氧胆酸（UDCA）、腺苷蛋氨酸。急性/亚急性肝衰竭（ALF/SALF）等重症患者必要时可考虑紧急肝移植。

（四）胰腺炎

儿童肿瘤合并胰腺损伤主要见于使用门冬酰胺酶相关性胰腺炎，少数与腹腔手术、放疗有关。门冬酰胺酶是儿童急性淋巴细胞白血病/淋巴母细胞淋巴瘤常用药物，但门冬酰胺酶治疗相关胰腺炎发生率较高，与患儿年龄、急淋白血病高危类型、使用门冬酰胺酶剂量大小等因素有关。门冬酰胺酶治疗相关胰腺炎发生机制尚未完全阐明，可能与门冬酰胺酶导致血氨基酸不平衡、个体差异、基因多态性等有关。

门冬酰胺酶治疗相关胰腺炎常发生在使用门冬酰胺酶后 1 个月内，临床表现为腹痛、腹胀、呕吐、高血糖等，血液监测淀粉酶、脂肪酶可能升高（或高于基线），腹部 CT 提示胰腺水肿，少数严重病例可出血坏死。

除停用门冬酰胺酶外，门冬酰胺酶治疗相关胰腺炎治疗与普通胰腺炎治疗方法基本一致。尽可能肠内营养，给予低脂饮食，严重病例需短时间禁食和肠外营养支持，药物治疗抑酸、生长抑素、必要时预防性抗感染治疗。考虑门冬酰胺酶对儿童急性淋巴细胞白血病/淋巴母细胞淋巴瘤的重要性，对水肿型胰腺炎，待症状控制后，可谨慎再用门冬酰胺酶，但需注意胰腺炎再发率较高。建议改用短效左旋门冬酰胺酶，有怀疑胰腺炎再发时可随时停药。有研究提示再用门冬酰胺酶时给予奥曲肽可预防胰腺炎再发，值得尝试。少数病例可导致胰腺假性囊肿等慢性胰腺炎。

四、消化系统远期并发症的康复管理

总的来说，癌症对消化系统的远期影响较少，但不容忽视。研究表明，肿瘤幸存儿童胃肠道疾病累积发生率高于健康对照人群。手术、放疗可导致口腔、食管运动障碍、食管狭窄、肠炎、排便习惯改变和继发肿瘤等远期并发症。放疗前用直结肠硅胶扩张器可减少放疗性肠炎。肝脏远期不良事件主要表现为谷丙转氨酶、谷胱甘肽酶、胆红素升高。放化疗也可引起胰腺远期损伤，导致胰岛素抵抗甚至糖尿病。

由于消化系统远期并发症症状隐匿，管理较为困难，常被忽略。对有上述危险因素的儿童肿瘤康复者，建议每年随访一次。医师要详细询问病史，以及进行详细的口腔、腹部检查，监测血谷丙转氨酶、谷草转氨酶、谷胱氨肽酶、总胆红素及分类、糖化血红蛋白等，必要时进行肝胆和胰腺彩超检查。有放疗相关直结肠肿瘤风险者，建议每5年做一次肠镜。

第四章

神经系统

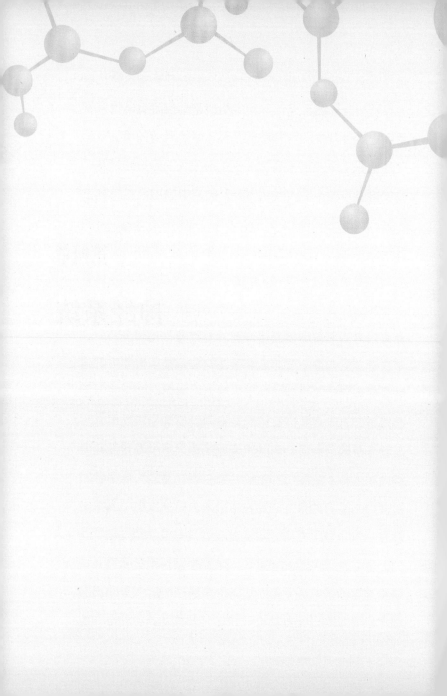

一、神经系统的结构和功能

神经系统由中枢神经系统和周围神经系统构成，中枢神经系统包括脑和脊髓。

（一）脑的结构和功能

脑发育要经历一个非常复杂的过程，新生儿大脑实质只有350~400 g重。3岁前儿童的大脑发育不仅包括神经细胞数量增加、轴突生长、树突分支和突触形成，白质的微结构也会发育且快速生长，主要表现为髓鞘形成和轴突髓鞘化等神经发育活动。但此时轴突髓鞘化并未发育完善，刺激引起的冲动传入大脑时易泛化，不能形成明显兴奋灶。3~5岁，幼儿脑细胞继续增长和分化，脑细胞分支也不断加长加深，使各神经细胞之间的联系更加广泛。5~6岁，儿童大脑里各种与学习、记忆有关的物质代谢非常活跃，是人生中智力开发和增长的重要阶段。7~8岁，儿童脑重量已接近成人。在儿童后期及青少年期，脑白质发育仍持续进行，该时期是塑造大脑认知和行为的关键时期。

（二）脊髓的结构和功能

脊髓位于椎管内，是中枢神经系统的一部分。脊髓呈管状，包围着脑脊液，从内到外依次为中央管、灰质、白质。脊髓始于枕骨，穿过大孔，在颈椎开始处进入椎管，向下延伸至第一和第二腰椎之间，并在此终止。封闭的脊柱保护相对较短的脊髓。脊柱的生长比脊髓快，导致脊髓尾端位置相对脊柱升高，出生时脊髓已较成熟，其下端达第三腰椎水平（成人在第一腰椎水平上），4岁时达第1-2腰椎水平。脊髓的主要功能是将神经信号从运动皮质传递到身体，以及从感觉神经元的传入纤维传递到感觉皮质。它也是协调许多反射的中心，并且包含可以独立控制反射的反射弧。

（三）周围神经系统的结构和功能

周围神经包括颅神经、脊神经和自主神经，其主要功能是传导冲动。除自主神经的节后纤维无髓鞘以外，其余均有髓鞘。神经的髓鞘化进程因神经种类不同而异，颅神经在儿童生后3个月可完成，脊髓神经从胎儿5~6个月开始形成，2岁是髓鞘形成阶段，4岁时已相当成熟，以后仍在缓慢进行直至成年。由于婴儿时期神经纤维髓鞘形成不全，故兴奋传导易波及邻近神经而引起泛化现象。

二、神经系统受损的机制

无论是原发瘤（脑瘤）、累及中枢的白血病及其他肿瘤的压迫或浸润，还是控瘤治疗（手术、放疗、化疗、细胞治疗/造血干细胞移植）都有可能造成神经系统损伤。

（一）肿瘤导致的神经系统损伤

肿瘤可直接损害神经系统的结构和功能，造成不同程度的近期和远期后遗症。中枢神经系统肿瘤患儿的脑损伤风险较大，常出现梗阻造成的颅内压增高，尤其是累及第四脑室的肿瘤（最常见为髓母细胞瘤），表现为头痛、晨起呕吐、共济失调和嗜睡等。累及中枢神经系统的白血病患儿，可出现白血病细胞浸润导致的颅神经受损和功能障碍，此外，高白细胞血症（白细胞数大于$100\times10^9/L$）还会增加中风的风险。

（二）手术导致的神经系统损伤

颅内肿瘤术后早期，可能合并脑水肿、脑出血、惊厥、颅神经损害等急性损伤，应密切监测生命体征和手术相关脑损伤的表现。残存肿瘤和脑膜转移导致蛛网膜下腔阻滞可造成术后脑积水。儿童后颅窝肿瘤，术后可能出现后颅窝综合征（也称为小脑性缄默症），为双侧小脑齿状核受累所致，术后立即出现缄默症可能是直接损伤齿状核造成，而几天后出现缄默症则可能是术后供应小脑半球的动脉痉挛，引起齿状核区的局部缺血、水肿引起。前者缄默症持续时间长；后者缄默症持续时间短。研究发现即使只需手术治疗的良性中枢神经系统肿瘤患儿，也有约35%会并发惊厥、运动障碍、共济失调等后遗症，只有约1/3患儿不出现远期并发症。

（三）放疗导致的神经系统损伤

电离辐射直接或间接（通过氧自由基）损伤DNA，引发可能导致细胞死亡的一系列事件。细胞抵抗此种损伤的程度因细胞分化程度和有丝分裂率等特性以及损伤累积和每次分割剂量的不同而不同。由于放疗是一种针对肿瘤本身的局部治疗，其神经毒性主要发生于脑和脊髓，发生于周围神经相对较少。因放疗方式、剂量和患者年龄的不同，放疗会导致放射区域神经组织不同程度水肿/炎症，导致颅内压升高、神经胶质细胞损伤伴神经元脱髓鞘、血管内皮损伤。其中血管内皮损伤会导致血管内皮生长因子（VEGF）过度表达和异常小血管形成等。

放疗所致脑和脊髓血管损伤，是由于放射线损伤血管内皮，早期导致血管通透性增加发生脑水肿，后期导致血管壁增厚和瘢痕形成，加速动脉粥样硬化，最终导致该区域缺血。

脱髓鞘病变与少突胶质细胞前体细胞的损害有关，而且放疗对处于形成时期髓鞘的损害大于对已有髓鞘的损害，前者会造成青少年时期脑白质密度减低。组织学改变包括亚急性白质脑病、矿化微血管病和皮质萎缩。

放疗可能会通过影响下丘脑-垂体轴而导致内分泌疾病，并且可能会因手术或肿瘤毒性而累积。对垂体的影响呈剂量依赖性和年龄依赖性。生长激素、催乳素和甲状腺激素缺乏症出现在剂量小于30Gy时。性腺激素对儿童的影响也很突出，可能会影响生育能力和青春期开始的时间。在较高剂量（大于50 Gy）下，促肾上腺皮质激素（ACTH）可能会受到影响，同时其余激素的缺乏更为明显。接受垂体定向放疗的患者中，50%可能会出现不同临床表现的内分泌疾病。

此外，放射线也可诱发与放射剂量相关的继发肿瘤，以脑瘤为主，也可是急性髓系白血病等，平均潜伏期5~10年。大剂量放射引起细胞水平的突变，多诱发恶性肿瘤，小剂量放射后，在产生局部组织非特异性炎症基础上，发生组织错生而形成肿瘤，多为良性肿瘤。

（四）化疗导致的神经系统损伤

化疗是一种对癌症患者的系统性治疗，受血脑屏障的限制，化疗药物的神经损伤以周围神经毒性和感受器毒性为主。大剂量甲氨蝶呤、鞘内注射化疗药物和其他血脑屏障通透性较高的药物，也可导致中枢神经毒性，发生机制可能有以下几种。

化疗药物通过血脑屏障后直接破坏中枢神经系统的小胶质细胞、少突胶质细胞和神经元轴突，从而改变神经递质水平。一些化疗药物（如氟尿嘧啶、卡莫司汀、顺铂和阿糖胞苷）可损害中枢神经系统原始细胞。化疗药物引起DNA损伤会影响中枢神经系统从而增加氧化应激水平。

化疗药物及其代谢产物导致脑和脊髓的血管内皮损伤、血管源性水肿、免疫介质的释放、血管通透性增加、血脑屏障破坏等。发生化疗相关的脑血管病和可逆性后部脑病综合征（PRES）。

有些化疗药物可导致周围神经病变，比如长春新碱、长春花生物碱类、紫杉类药物、铂类等。铂类药物还可以引起听力障碍等。

化疗引起的神经毒性与性别、年龄、肿瘤类型等有关。化疗的总剂量、间隔时间、给药途径、联合用药等对神经毒性也有影响，当患者同时接受化疗和放疗时，神经毒性的发生率也有可能增加。

（五）嵌合抗原受体T细胞（chimeric antigen receptor-t cell，CAR-T）等免疫治疗的神经毒性

CAR-T疗法的主要毒副作用是神经毒性，也称为免疫效应细胞相关神经毒性综合征（immune effector cell-associated neurotoxicity syndrome，ICANS），CAR-T治疗过程中内皮细胞激活，导致血管通透性增加，血脑屏障的完整性被破坏，单核/巨噬细胞活化介导的IL-6、IFN-γ和TNF-α等多种细胞因子选择性通过血脑屏障，进入中枢神经系统，促进了ICANS的发展。

三、临床表现与诊断

（一）后颅窝综合征（小脑性缄默症，cerebellar mutism，CM）

CM多发生于后颅窝肿瘤广泛切除术后，约90%肿瘤位于小脑近中线部位。潜伏期多为术后1~3天，平均持续时间7~8周。术后即出现CM者，神经功能恢复慢，缄默症持续时间相对较长，可达数月；潜伏期长者神经功能相对恢复较快，缄默症持续时间短，可为数天。常

见临床表现有：拒食、躁动、情绪易变、在床上屈曲、懒动、哭闹、尖叫等精神症状与行为改变；意识清楚，但缺乏行为主动性，记忆力、理解力和问题处理能力下降；经口进食减少、吞咽及咀嚼运动不协调等口咽部肌肉运动功能障碍，其特征是言语困难、发声障碍、进食困难等球麻痹三主征。可出现病理性脑干反射、锥体束征阳性、排尿不连续及尿潴留等症状。

（二）急性中枢神经毒性

急性中枢神经毒性在静注大剂量MTX、阿糖胞苷和鞘注MTX的患儿中更常见。常见表现为惊厥，还可出现感觉异常、虚弱、头痛、失语、共济失调、构音障碍、蛛网膜炎和舞蹈病等神经毒性表现。CT和MR检查中最常见的是脑白质低密度影伴或不伴微血管病变钙化灶，约10%患儿可出现该影像学表现。

（三）放疗后脑坏死

发生放射性脑坏死的患者可能无症状，影像学有轻微的放射学水肿，也可能有严重的类似肿瘤复发的神经系统症状，影像学表现为类似肿瘤进展的扩大的环状增强。活检病理是诊断的"金标准"。

（四）周围神经病变

最常导致周围神经病变的化疗药物有长春花生物碱类、紫衫类和铂类药物。主要表现为：①麻木（失去感觉）、麻刺感或烧灼感等感觉异常（常出现在手部或足部、口腔）、下颌疼痛、对触摸或温度敏感；②步态不稳、走路方式发生变化、肌肉无力、精细动作不能等运动异常症状；③便秘或排尿困难、出汗减少、血压变化等自主神经异常症状。

（五）脑血管病变

放疗后烟雾病是一种慢性血管闭塞性疾病，易累及颈内动脉床突上段和Willis环。合并神经纤维瘤病1型，放疗剂量越高、患儿年龄越小，患烟雾综合征风险更高。可逆性后部脑病（PRES）是一种急性血管源性水肿，表现为急性神经系统症状，如癫痫发作、脑病、头痛、视觉障碍等，本病通常是可逆性的，包括影像学表现和临床症状，预后多数较好，但若没有及时诊治也可能会发生永久性损伤。

（六）神经认知功能障碍

神经认知障碍是放化疗的潜在晚期效应，在治疗后数月至数年间出现。在儿科患者中，对发育中的脑组织进行放疗可能导致低智商和心理健康问题。

神经认知障碍表现为记忆力差、注意力不集中、言语缓慢、处理信息速度减低、精细运动协调能力差，视觉空间能力和感觉功能障碍。神经认知功能障碍常见于以下患儿：①中枢神经系统肿瘤患儿；②白血病或非霍奇金淋巴瘤并接受预防性中枢化疗和/或放疗患儿；③面部、眼部或颅骨肿瘤并接受放疗患儿；④接受全身放疗和清髓性预处理方案的异基因造血干细胞患儿；⑤在发育关键时期接受治疗，长时间和反复住院实体瘤或白血病患儿。治疗时年龄小、放疗剂量高、放疗区域大均为导致神经认知功能损害的危险因素，且随随访时间延长，发生机会增加。围术期并发症、脑积水和血管病变也进一步增加神经认知损伤风险。

（七）放疗和化疗后的继发性肿瘤

大样本研究报道，中枢神经系统肿瘤患儿，在确诊后25年第二肿瘤累积发生率为10.7%，其中以更具侵袭性和耐药性的中枢神经系统肿瘤最为常见，发生在放疗区域居多，说明放疗增加第二肿瘤发生概率。此外，由于采用包含烷化剂（环磷酰胺）和依托泊苷的化疗，增加了继发血液系统恶性肿瘤的概率。

（八）内分泌功能障碍

放疗和颅内手术，还可能造成患儿性早熟或青春期延迟等远期不良反应；下丘脑–垂体区的肿瘤本身及手术损伤，可导致尿崩症、下丘脑性肥胖等；鞍上区肿瘤本身及手术损伤，可能出现生长激素分泌缺乏等远期不良反应，具体见本指南"内分泌系统"章节；头颅放疗后视觉和听觉问题见本指南"五官与肢体保护"章节。

（九）CAR-T等免疫治疗的神经毒性

临床主要表现为：伴有意识模糊和行为异常的各种脑病改变，语言障碍、精细运动障碍和其他乏力的表现，严重病例会变得迟钝或有癫痫发作，在极少数情况下，患者可能会发生致命性恶性脑水肿。ICANS通常是自限性的，症状通常持续5~17天。ICANS的发病时间、持续时间和严重程度可能因CAR产品和患者的疾病状态不同而异。

四、治疗或保护

（一）异常表现

当出现异常表现时，要尽快告诉自己的专科医生，分析引起症状的原因，并及时调整当前的治疗计划。

（二）认知功能受损

通过正确的评估，确认受损程度，寻求神经心理学专家和学习专家帮助。大剂量维生素 E 通过清除自由基，可能有一定预防和改善中枢不良反应的作用，尚不确定。为了预防放疗相关的认知障碍，可在医生指导下，在放疗前应用美金刚，放疗后应用多奈哌齐等药物。

（三）后颅窝综合征

有相关表现后，应及时行头部 CT、MRI 或 SPECT 检查，了解有无术后出血、水肿及脑积水，并及时做相应处理；明确 CM 的诊断后，积极开展包括物理治疗、日常技能治疗和言语治疗在内的综合康复治疗，营养支持、心理学支持和学校支持也很重要。

（四）周围神经病变

需更换导致该不良反应的化疗药物。使用弥可保等神经保护剂，中药和针灸也有一定的治疗作用，康复支持和疼痛管理也很重要。

（五）脑血管病变

烟雾病治疗以阿司匹林等脑血管病二级预防药物及扩容治疗为主，避免脱水、情绪激动、剧烈运动等发作诱因。

(六) 放疗后脑坏死

类固醇是有症状患者的首选治疗方法,贝伐珠单抗(一种血管内皮生长因子抑制剂)对类固醇难治的患者有一定疗效。如果怀疑存在潜在的肿瘤进展,可能需要手术。

(七) 内分泌功能障碍

脑瘤本身以及放疗和化疗导致的内分泌疾病,需要请内分泌会诊。

(八) CAR-T等免疫治疗的神经毒性

参照《嵌合抗原受体T细胞治疗相关神经系统毒副反应管理中国专家共识(2022年版)》,临床处理主要根据评分量表进行分层治疗。对已经出现神经系统症状的患者,应依据量表进行动态监测,根据患者病情变化,随时调整治疗策略。对于评分达到3~4级的患者,建议转入重症监护病房,必要时予机械通气支持。在处置ICANS过程中,建议多学科联合治疗。

五、预防及康复

多学科合作和支持治疗的进步使儿童肿瘤生存率得到改善,预防和治疗肿瘤本身及治疗相关神经并发症的研究越来越受到重视。重点是在成功控瘤与治疗相关神经毒性并发症之间做好平衡，采取精准治疗，尽可能减少不必要的放疗和化疗。

尽早发现、尽早干预是控制肿瘤和治疗相关神经毒性并发症的关键，应注意以下几点。

（1）根据患儿原发病情况、治疗方案，充分了解患儿神经毒性的发生风险。

（2）患儿发生神经毒性的相关症状后，及时请多学科会诊，做相关的检查及测试，进行评估和分级。

（3）制定干预措施，及时调整后续治疗方案。

（4）做出周密的随访计划。

（5）多学科合作诊治神经毒性（如神经科、内分泌科等）。

（6）康复治疗是治疗远期神经毒性的重要手段（包括物理治疗等）。

（7）为患儿及家庭提供心理咨询、教育和职业咨询、健康生活习惯宣教。

第五章

内分泌系统

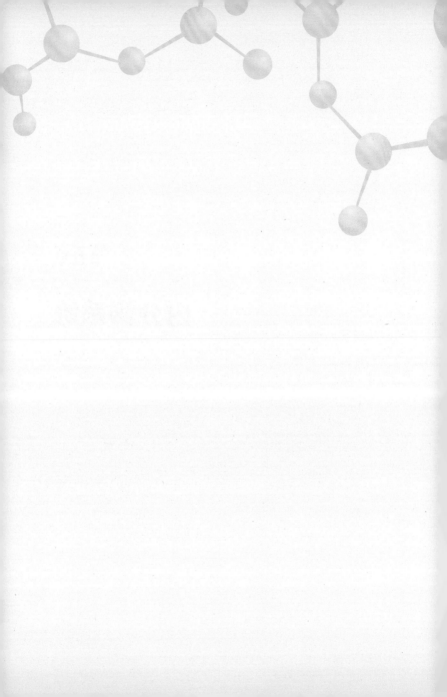

一、内分泌系统的结构和功能

内分泌系统是人体重要的调节系统之一。人体内分泌器官主要包括下丘脑、垂体、甲状腺、甲状旁腺、肾上腺、胰腺、性腺（卵巢、睾丸）等，其中垂体被称为主腺，与下丘脑共同构成下丘脑-垂体神经内分泌系统。下丘脑、垂体、靶器官三者连成具有重要调节功能的神经内分泌轴。人体重要的神经内分泌轴主要有下丘脑-垂体-生长轴、下丘脑-垂体-甲状腺轴、下丘脑-垂体-肾上腺轴、下丘脑-垂体-性腺轴，分别调控生长激素、甲状腺激素、肾上腺皮质激素和性激素分泌，从而参与调节和维持特殊的生理功能。

二、内分泌系统受损机制

一些儿童肿瘤治疗可能对内分泌系统造成损伤，如垂体功能减退、甲状腺功能异常及性发育异常等。

（一）化疗

不同化疗药物会导致不同内分泌功能损伤，烷化剂对正常增殖的细胞有毒性作用，因此会影响性腺功能如睾丸间质细胞功能障碍；铂类药物会使原发性性腺癌发生风险显著升高；全身类固醇激素治疗影响骨骼健康及新陈代谢，并显著影响儿童身高增长；靶向药如酪氨酸激酶抑制剂可通过影响生长激素-IGF-I轴及骨骼使生长缓慢，同时会引起继发性甲状腺功能减低。

（二）放疗

放疗可直接引起细胞DNA损伤或触发慢性炎症而导致内分泌系统功能异常。脑部放疗会影响下丘脑-垂体、甲状腺或性腺轴功能，从而引起相应内分泌功能缺陷。损伤程度与接受放疗总剂量、持续时间及放疗方式等有关。放疗引起下丘脑垂体功能障碍仅限于垂体前叶疾病，其中生长激素缺乏最常见，当垂体区域接受18Gy剂量放疗时就可能发生；18~50 Gy剂量放疗可导致性早熟；促甲状腺激素、促肾上腺皮质激素、促卵泡生成素和促黄体生成素缺陷与大于等于30 Gy剂量有关；高泌乳素血症与大于等于40 Gy剂量有关。其他部位如脑、脊髓、颈部、胸部或纵隔，腹部、盆腔、睾丸及全身接受放疗时，均可致这些区域内内分泌腺功能障碍。

（三）手术

内分泌腺及周围组织手术会引起相应内分泌功能障碍，如切除垂体、脑部手术过程中损伤下丘脑或垂体会致垂体功能缺乏或减退；卵巢或睾丸切除术会直接导致相关激素生成障碍甚至不育不孕。

（四）免疫治疗

免疫治疗会致自身免疫性反应提高而损伤内分泌系统，主要包括垂体炎、甲状腺功能异常，还有少见肾上腺功能不全及自身免疫性糖尿病。

（五）造血干细胞移植治疗

造血干细胞移植的预处理方案涉及化疗（烷化剂）和/或全身放疗（TBI），都会增加内分泌疾病风险。此外，移植后为预防移植物抗宿主病（GVHD）使用的药物如他克莫司或激素，也会对内分泌系统造成损伤。

三、临床表现及诊治处理

（一）垂体功能减退

1.垂体功能受损的危险因素

垂体功能减退是指一种或多种垂体激素的减少或缺乏，三种或三种以上的垂体激素缺乏称作全垂体功能减退。导致垂体功能减退的危险因素有：①脑部放疗，尤其是30 Gy（3000 cGy/rads）或更高强度的照射；②手术，如切除垂体、脑部手术过程中损伤下丘脑或垂体；③下丘脑、垂体及邻近部位肿瘤的破坏；④颅内感染或脑水肿；⑤颅内出血。

2.垂体功能减退的临床表现和诊断

垂体功能减退的临床表现取决于缺乏的激素种类，最终对成年身高、青春期发育、生育能力、身体成分和生活质量产生不利影响。

（1）促肾上腺皮质素缺乏症（ACTHD）：肾上腺受ACTH调控产生皮质醇，当垂体分泌ATCH不足时，皮质醇的生成也会受影响，从而出现全身不适、乏力、倦怠、食欲减退、恶心、体重减轻等表现。对存在AC-THD风险的儿童癌症幸存者可通过检测早晨8点的血清皮质醇水平进行筛查。晨起血清皮质醇水平低者可考虑使用刺激试验进行评估。有多种激发试验可用于诊断ACTHD，包括胰岛素耐受试验、标准剂量和低剂量ACTH刺激测试。皮质醇缺乏定义为激发后血清皮质醇峰值小于540 nmol/L。

（2）生长激素缺乏症（GHD）：GH影响机体各组织、骨骼、肌肉生长及脂肪、糖类代谢。GHD最常见的表现是线性生长受损，其他症状包括体成分异常、骨密度下降、活力与精力下降等。儿童癌症幸存者表现为身材矮小（身高低于同年龄、同性别正常儿童的−2SD）或出现线性生长受损（儿童期生长速率小于5 cm/年或缺乏青春期身高增长加速），并且排除了其他潜在生长障碍的病因（例如营养不良、脊柱骨折、甲状腺功能减退症、性腺功能减退症等）时可考虑检测血清胰岛素样生长因子1（IGF-1）水平进行筛查。当怀疑患有GHD时可进行GH激发试验，可使用与诊断非肿瘤人群GHD相同的激发试验标准来诊断儿童癌症幸存者的GHD，即两次刺激试验中GH峰值均小于10μg/L。在诊断HP轴放疗后GHD时注意不要单用生长激素释放激素或与精氨酸联合激发。如果儿童癌症幸存者同时存在其他2~3种垂体激素缺乏时可不做GH激发试验。

（3）促卵泡生成素/促黄体生成素缺乏症（FSH/LHD）：LH和FSH调控第二性征的发育。FSH/LHD临床表现为青春期延迟（女孩超过13岁，男孩超过14岁仍无青春发育），缺乏第二性征发育、青春发育中断或无法完成。在缺乏自发性青春期、青春期中断或停止的患者中，在FSH/LH低下的情况下，血清雌激素/睾酮水平低下或无法检测到，可进一步进行GnRH刺激试验。FSH/LHD定义为外源性GnRH刺激后血清黄体生成素水平和性激素水平无增加，仍处于青春期前范围内。

（4）促甲状腺激素缺乏症（TSHD）：TSH刺激甲状

腺分泌甲状腺激素。甲状腺激素对大脑发育、生长及代谢的作用至关重要。TSHD的患儿可能出现疲乏、嗜睡、体重增加、生长迟缓、食欲下降、怕冷、皮肤干燥、便秘、头发干枯稀疏。可通过检查血清T4和TSH水平诊断，当游离T4（fT4）低于正常，TSH水平正常、低于正常水平或轻度升高时可考虑TSHD。

（5）抗利尿激素（ADH）缺乏：ADH不足可能会引起口渴、多饮、尿液过多等症状。

1）治疗或保护方法：针对垂体及邻近区域放疗尽量调强精准或用质子放疗，手术时尽可能减少损伤。及时处理颅内感染和出血，发现相应内分泌器官功能受损时积极治疗。

①ACTHD的治疗：包括每日使用氢化可的松生理替代和出现疑似肾上腺危机时的应激治疗。方案与非肿瘤的肾上腺皮质功能低下患者一致。建议临床医生指导所有ACTHD患者掌握有关应激剂量和紧急糖皮质激素的使用。

②GHD的治疗：对于有肿瘤病史者，传统观点认为GH可能会促进肿瘤生长、复发、转移乃至新肿瘤发生，因此一般采用保守态度。2022年的《生长激素替代治疗

在癌症以及颅内肿瘤患者中安全性的共识声明》中指出，目前研究不认为GH替代会导致GHD肿瘤患者复发及死亡风险增加，即替代剂量的GH治疗与儿童癌症幸存者肿瘤复发之间无关。权衡风险及获益后，推荐在儿童癌症幸存者无病后至少一年，可考虑开始补充GH，可以遵循和一般GHD患者相同的替代剂量及监测方法，但需更密切监测儿童癌症幸存者的血清IGF-Ⅰ浓度，并确保其在同性别、年龄和青春期状态的正常范围内，以避免过度治疗。

③FSH/LHD的治疗：治疗取决于性别和有无生育要求。男性无生育需求的FSH/LHD，可接受睾酮替代治疗。治疗剂量的选择与原发性性腺功能减退男性一致。通过测定血清睾酮水平来确定治疗是否充分。对于有生育需求的继发性性腺功能减退的男性，若为垂体疾病，可用促性腺激素治疗；若为下丘脑疾病，可用促性腺激素或促性腺激素释放激素治疗。

对于FSH/LHD女性若无生育需求，可先用雌激素促进乳房和子宫生长，诱导青春期发育。首选经皮给予雌二醇，然后周期性雌激素和黄体酮诱导月经。若需生育者，可给予诱导排卵。

④TSHD的治疗：可每日服用左旋甲状腺素片替代药物，用法与其他TSHD的患儿/青少年相同。特别指出的是在开始使用甲状腺激素替代药物前需确认肾上腺轴功能完整。中枢性甲减在调整剂量或开始GH替代后4~6周重新检查fT4水平，并将fT4水平维持在正常范围中上半部，而不追求TSH正常。

2）预防及实施计划：对有风险的儿童癌症幸存者，在肿瘤诊断或治疗暴露后至少15年内均应监测HP功能障碍。所有儿童癌症幸存者应每年体检一次，检查的项目包括身高体重的测量、青春期发育状况评估、整体健康状况评价等。对HP区域肿瘤及暴露于HP轴放疗大于等于18 Gy（例如：各种脑瘤、鼻咽癌、急性淋巴细胞性白血病、淋巴瘤）的患者每6个月须进行身高和青春发育状态监测。对接受HP区域手术治疗的肿瘤和暴露于大于等于30 Gy HP区辐射的儿童癌症幸存者应终生每年一次有关TSHD、ACTHD的实验室检测，到达青春期年龄者应行黄体激素/促卵泡激素缺乏症的筛查。发现内分泌问题，如垂体功能减退，需做进一步检查并转诊至内分泌科。在内分泌专家指导下进行评估和治疗。

（二）生长激素缺乏

1.生长激素缺乏的危险因素

生长激素缺乏的危险因素有：①年龄，在达到成人身高前接受控瘤治疗，特别是对于年龄非常小的病人；②任何下列部位的放疗：大脑（颅）、眼睛或眼眶、耳或颞下区、鼻咽部或全身；③脑部手术，特别是垂体所在的鞍上区域；④垂体及附近区域感染或出血。

2.生长激素缺乏的临床表现和诊断

生长缓慢是儿童生长激素缺乏最明显的信号之一。生长激素缺乏患儿较同龄人矮小，通常年增高低于相应年龄段的最低增长值，如3岁后青春发育期前每年身高增长小于5 cm。生长激素缺乏的成人或青春发育期后的青少年有各种不同的生理症状，例如骨骼小、肌肉强度低、身体脂肪增加或血胆固醇水平高，有时还伴有精神情感症状，如疲劳、焦虑、烦躁、郁闷、无心向学或性兴趣降低。

诊断依据：①匀称性身材矮小，身高落后于同年龄、同性别正常儿童生长曲线第3百分位数或2个标准差以下者；②生长缓慢，生长速率小于7 cm/年（3岁以下）或5 cm/年（3岁~青春期）；③骨龄落后于实际年龄

1岁及1岁以上；④两种激发试验结果均提示生长激素峰值低下（小于10 μg/L）；⑤智能正常；⑥排除其他影响生长的疾病。

3.治疗或保护方法

对于正常儿童而言，当生长激素缺乏时，可以通过注射生长激素以替代治疗。对于有肿瘤病史患儿，传统认识都以为生长激素可能会促进肿瘤的生长、复发、转移乃至新肿瘤发生，所以一般采用保守态度，尽量不用生长激素替代补充。2022年的《生长激素替代治疗在癌症以及颅内肿瘤患者中安全性的共识声明》中指出，目前研究证据不认为生长激素替代会导致生长激素缺乏的肿瘤患者复发及死亡风险增加；与人体本身基因缺陷及肿瘤相关治疗相比，生长激素导致继发肿瘤的风险很小。权衡风险及获益后，肿瘤缓解期成人生长激素缺乏患者可以考虑进行生长激素补充，儿童过于矮小可以考虑生长激素替代治疗，替代药物的剂量和监测方法遵循一般患者的相关建议，但需保持更高的警惕，以免过度治疗，并及时监控可能的肿瘤反复。

4.预防及实施计划

所有儿童肿瘤幸存者应每年至少体检一次，包括身高和体重测量、青春期状态和营养状况评价以及整个身体状况。对于有以上危险因素的患儿，应该每6个月做一次检查，直到生长发育完成。如有生长不良的迹象，应做左手骨龄片检查，并在儿童内分泌专家指导下治疗。

（三）中枢性性早熟（CPP）

1.CPP的危险因素

中枢性性早熟的风险因素有：①脑部的放疗，18Gy或更高剂量；②女性；③肿瘤治疗时年龄过小；④性早熟在超重儿童中也更常见；⑤下丘脑、视神经通路肿瘤（例如低度神经胶质瘤）和1型神经纤维瘤；⑥合并脑积水。

2.CPP的临床表现和诊断

目前我国将男童在9岁前、女童在8岁前出现第二性征定义为性早熟。男性第二性征主要表现有阴茎及睾丸增大、喉结突出、变声、痤疮、阴毛及胡须。女性的第二性征主要表现有乳房发育、身材变化（皮下脂肪丰满、骨盆宽大）、出现痤疮、阴毛及月经初潮。

根据临床表现、体检评估青春发育情况、测定血清促性腺激素水平和睾酮或雌二醇水平以及通过超声评估子宫长度和卵巢容积帮助诊断CPP。需注意对接受过性腺毒性药物（如烷化剂）或睾丸放疗治疗的男性肿瘤康复患者，不能将睾丸体积用作性发育程度的主要指标或唯一指标。

3.治疗或保护方法

可以使用与非肿瘤人群中CPP的适应证和治疗方案相似的促性腺激素类似物（GnRHa）药物暂时阻止性发育和降低骨骼成熟率。性早熟患儿虽然外表成熟，但他们的思想、情感和行为仍处于实际年龄水平，因此尽早评估和处理性早熟带来的心理影响十分重要。

4.预防及实施计划

所有儿童肿瘤患者至少每年进行1次体检，包括身高和体重测量，及青春期进展评估。如有加速生长和性早熟迹象，可测定促性腺激素水平（FSH和LH）以及睾酮或雌二醇水平。有时也可通过X线测量骨龄。

（四）甲状腺疾病

化疗治疗相关甲状腺损伤主要包括甲状腺功能低下、甲状腺功能亢进、甲状腺结节和甲状腺癌。

1.甲状腺疾病的危险因素

甲状腺疾病的风险因素有：①放疗，头部、脑部或颈部的放疗或高剂量 ^{131}I-MIBG（有时用于治疗神经母细胞瘤），特别是超过 30 Gy 的高剂量照射治疗；放射性碘治疗（^{131}I 甲状腺消融）；②甲状腺切除术也可能导致甲状腺激素水平的下降，这取决于去除或破坏的甲状腺组织的范围；③女性；④治疗时年龄小。

2.甲状腺疾病的临床表现和诊断

（1）甲状腺功能减退症：甲状腺功能减退症的临床表现有疲乏、声音嘶哑、情绪低落、便秘、眼睛浮肿、生长发育缓慢、皮肤干燥、头发枯黄、心率减慢、运动耐力差等。以下是儿童肿瘤患者中可能出现的三种甲状腺功能减退症：①原发性甲状腺功能减退症，由甲状腺直接损伤（或手术切除）引起，这类患者血清 TSH 升高，而 T3 和 T4 低于正常水平；②中枢性甲状腺功能减退症，是由下丘脑或垂体的损伤引起的。通常游离 T4（fT4）低于正常，TSH 水平可正常、低于正常水平或轻度升高；③代偿性甲状腺功能减退症，TSH 高于正常水平，而 T3 和 T4 处于正常水平。

（2）甲状腺功能亢进症：甲状腺功能亢进症的临床表现包括：心动过速或不规律、出汗增多、焦虑、震颤、月经不规律、腹泻、眼球突出等。可通过检测甲状腺功能帮助明确诊断。

（3）甲状腺结节和甲状腺癌：表现为生长缓慢的无痛性肿块，一般不引起任何症状。颈部触诊或甲状腺 B 超是诊断的常用手段。

3.治疗或保护方法

（1）所有类型的甲状腺功能减退症都需要每日服用甲状腺激素替代药物，用法与其他患有 TSHD 的儿童/青少年相同，将 fT4 水平维持在正常范围的中上水平，而不追求 TSH 正常。

（2）甲状腺功能亢进症可以通过几种方式进行治疗，包括通过抗甲状腺药物减少甲状腺激素的产生，甲状腺消融术（^{131}I 的放射性碘治疗）破坏腺体中产生激素的细胞，手术切除甲状腺也是一种治疗方法。内分泌专家应根据患者情况确定最佳治疗方案。

（3）甲状腺结节需要更多的检查，一般使用超声和组织活检对甲状腺组织取样检查是否有癌变。若担心进展为甲状腺癌，可以进行手术治疗来清除较大的结节。

（4）甲状腺癌治疗方法是手术切除癌灶和部分周围的正常甲状腺组织。手术后可进行放射性碘（^{131}I）治疗来破坏残留的甲状腺组织。术后患者需要日常服药补充甲状腺激素。

4.预防及实施计划

由于甲状腺疾病可能在肿瘤治疗多年后发生，建议对有患甲状腺疾病风险者进行定期检查。包括儿童和青少年生长情况评估，检查甲状腺及血液中 TSH 和 T4 水平。在快速发育期，应更频繁监测甲状腺激素水平。

（五）卵巢功能异常（POI）

1.POI 的危险因素

某些化疗药物、放疗和手术会损害卵巢，导致卵巢功能衰竭，使卵子及相应激素产生减少。

（1）化疗：烷化剂（例如环磷酰胺、氮芥和白消安）、铂类，总剂量越高，卵巢受损的可能性越大。

（2）放疗：整个腹部、骨盆低位脊椎、全身及脑部高剂量放疗可能导致卵巢功能衰竭。卵巢或卵巢附近放疗会直接引起卵巢功能衰竭，损伤程度与年龄及放疗剂量相关。当接受同样放射剂量时，女童比青少年或成熟年轻女性的损害要小。无论年龄如何，大多数女性中高剂量都会导致卵巢停止运作。脑部放射会间接引起卵巢功能衰竭。因为脑部高剂量放疗可损害垂体，导致 FSH 和 LH 两种激素呈低水平。

（3）卵巢切除术。

2.POI临床表现及诊断

卵巢功能不全可表现为青春期延迟（女孩大于13岁仍无青春发育）、青春发育中断、月经周期不规则、月经暂时停止及永久停止（过早绝经）、不孕不育。

POI被定义为40岁以下月经后女性大于或等于4个月无月经周期（闭经）和2次血清促卵泡激素水平升高达到绝经范围，或大于或等于13岁女孩青春期延迟或进展停滞。

3.治疗或保护方法

对儿童肿瘤幸存者可用与其他原来导致性腺发育不良相同的治疗方法，包括适当增加钙摄入和维生素D补充，以及雌激素替代治疗。雌激素替代治疗以模拟正常青春期发育进程为目的。目前国内雌激素替代治疗，多采用口服戊酸雌二醇。治疗起始从小剂量开始（约为成人替代剂量的1/10~1/8），然后每6个月增加1次剂量（25%~100%），2~3年后逐步达到成人剂量。大多数治疗6个月内出现乳腺硬结，2年左右乳房发育可至Tanner 4期。为维持正常乳腺和子宫发育，推荐开始使用雌二醇治疗两年后或有突破性出血发生后，加用孕激素建立人工。

周期，即模拟正常月经周期，每月服用雌激素21天，在第12天或2周末联用孕激素，联用8~10天同时停药，以产生撤退性出血。

4.预防与实施

曾接受过任何可能影响卵巢功能的控瘤治疗的女性应该每年做1次体检，包括青春期仔细评估发育进展、月经史；检测激素水平（FSH、LH和雌激素）。如果发现任何问题，可以咨询内分泌医生。对于已经发生卵巢衰竭者来说，骨密度检测以评估骨质疏松情况十分必要。

儿童时期接受控瘤治疗的女性在怀孕期间有以下风险需关注：整个腹部、骨盆、低位脊柱或全身接受过放疗的女性可能有增加流产、早产或分娩过程中出现问题的风险；接受蒽环类化疗药物和接受上腹部或胸腔放疗的女性，可能存在心脏问题，使怀孕和分娩变得更艰难。

（六）男性健康受损

1.男性生殖系统的发病风险及机制

儿童期控瘤治疗可能造成不育症、睾酮缺乏，对男性生殖功能的影响取决于很多因素，包括男童在接受控瘤治疗时的年龄、肿瘤分型和部位以及治疗方式：（1）化学治疗：包括烷化剂、铂类、非经典烷化剂（如达卡巴嗪、替莫唑胺）；（2）头部（尤其是剂量大于30 Gy）、睾丸（大于等于12 Gy）及全身放疗；针对睾丸或睾丸附近的辐射；生精细胞对放疗非常敏感，大部分接受大于6 Gy睾丸辐射的男性都会患不育症，产生睾酮的间质细胞对放疗和化疗有更强抵抗力，但如对睾丸放射剂量达到12 Gy以上，间质细胞也可受损并停止功能，导致睾酮缺乏，对脑部放射可能会损伤垂体，从而影响其传递给睾丸的信号，使其产生精子和睾酮的激素（FSH和LH）水平低下；（3）手术治疗：双侧睾丸切除术将直接导致不育和睾酮缺乏，骨盆手术，如腹膜后淋巴结清扫术，或脊柱手术有时会致神经损伤而妨碍射精。前列腺或膀胱切除术可致勃起或射精困难。

2.临床表现及诊断

男性体内睾酮水平严重下降可表现为体毛脱落，如胡须少或无、喉结较正常人小、肌肉出现萎缩和无力、皮肤变得光滑细嫩等。

3.治疗或保护方法

睾酮水平低的男性患者应接受睾酮替代治疗，睾酮可通过口服十一酸睾酮或肌注人绒毛膜促性腺激素以提高血清睾酮水平。双侧睾丸切除的男童应从11岁起定期在儿童内分泌医师或泌尿外科医师处随诊，补充睾酮以维持第二性征。有生育要求的男性需要定期行精液分析，如果结果提示无精症或精子减少症，可咨询生殖专家寻求帮助，利用辅助生殖技术等解决生育问题。因手术导致射精困难的患者，因精子生成未受到影响，可通过人工采精、人工授精方法生育。

4.预防及实施计划

接受过使生殖系统疾病发病风险升高治疗的患者，应每年至少进行1次包含性发育评估在内的检查。检测激素水平（FSH、LH、睾酮），如发现任何问题，推荐转诊到儿童内分泌医师、泌尿科医师或生殖专家处治疗。

单侧睾丸全切或部分切除术后，生育能力和睾酮的产生通常不会受影响，但患者仍应采取措施保护残存睾丸免遭伤害，在参加任何有可能造成腹股沟区受伤的活动时，穿戴带有护裆的下体弹力护身。双侧睾丸切除术前可考虑将精子冷藏保存。

（七）肥胖与代谢疾病

1.发病风险与机制

肥胖、代谢综合征和糖尿病（DM）是儿童肿瘤幸存者最常见和最显著的内分泌并发症。中枢神经系统肿瘤、淋巴瘤、接受急性淋巴细胞白血病（ALL）治疗及造血细胞移植后的患者尤易发生此类并发症。儿童肿瘤幸存者发生肥胖和代谢疾病的潜在机制包括瘦素和脂联素改变、胰腺功能不全、不良饮食习惯、久坐不动的生活方式，及肠道微生物群组成的变化。具体如下。

（1）放射治疗：脑瘤手术或颅脑放疗可能会导致下丘脑饱食中枢信号损害并破坏脂联素、瘦素和生长素释放激素信号，引起生长激素缺乏和/或瘦素不敏感，导致食欲亢进。性腺机能减退、甲状腺机能减退等会致空腹胰岛素浓度升高、腹部肥胖和血脂异常。下丘脑损伤还可导致交感神经活动受抑制、肾上腺素分泌减少；交感神经张力降低会降低脂肪组织的脂肪分解和基础代谢率，引起身体成分改变、体重增加；治疗神经母细胞瘤、肾母细胞瘤、软组织肉瘤和生殖细胞瘤等的腹部放疗与胰腺 β 细胞功能受损之间的关联；TBI导致肌肉质量的损失，骨骼肌胰岛素信号传导能力降低，在 BMI 不增加的情况下诱导胰岛素抵抗，最终无法维持葡萄糖稳态。

（2）化疗：肿瘤住院治疗期间缺乏运动，护理人员过度保护，同时使用皮质类固醇、神经毒性药物以及由于肌肉质量减少和恐惧而避免体育活动都会在癌症治疗结束后难以维持健康的生活方式，而富含脂肪的饮食，化疗导致肠道菌群的改变会导致胰岛素抵抗、肝脏脂肪变性和肥胖等代谢紊乱。许多化疗药与脂肪组织中炎症反应增强有关，从而导致肥胖，抗癌抗生素阿霉素通过其对脂肪细胞炎症反应的影响与胰岛素抵抗有着广泛的联系。

（3）其他风险因素包括久坐不动的生活方式、低（≤2.5 kg）和高（>4 kg）出生体重以及儿童早期超重等。

2.儿童肿瘤幸存者继发肥胖和代谢疾病的临床表现和诊断

超重的定义为 BMI = 1.036-1.644 SD（年龄和性别的第 85-94.9%）。肥胖定义为 BMI 大于或等于 1.645 SD（年龄和性别大于或等于95%）。儿童肿瘤幸存者体重增加可发生在诊断前、诊断后的肿瘤治疗期间及治疗完成后数年，尤其是在治疗第一年。研究表明，约26%儿童肿瘤幸存者在肿瘤诊断后中位数15年会超重，肥胖风险也比其兄弟姐妹高。与男性相比，女性在接受肿瘤治疗后肥胖的概率更高。

3.预防及实施计划

主张由医生、营养师、护士和物理治疗师在内的多学科整合团队（MDT）在整个治疗期间及之后向儿童肿瘤幸存者及其父母提供咨询。随访期间，应特别关注接受大于或等于20 Gy CRT治疗的儿童中枢神经系统肿瘤幸存者，并应特别关注BMI增加患者及暴露于腹部辐射或全身辐射的个体，定期监测HbA1c、血压、血脂和进行糖尿病筛查。加强对患儿的随访和对家庭的教育。

儿童肿瘤治疗期间或治疗后应改变家庭环境和生活方式，如优质饮食、体育锻炼干预能预防肥胖及代谢综合征。强调健康生活方式外，应每年对有颅脑放射史的幸存者进行肥胖筛查。

第六章

泌尿系统

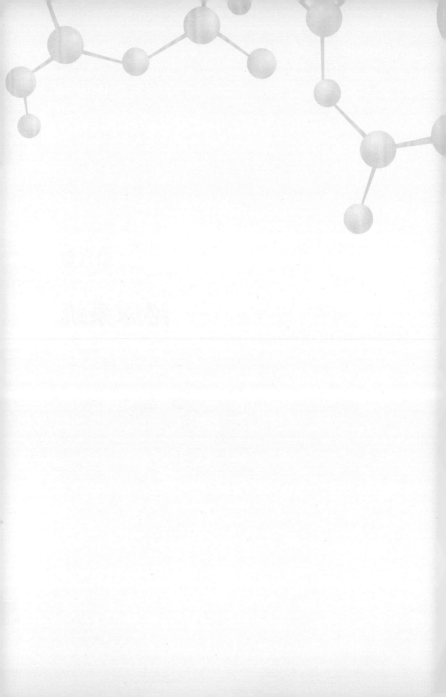

一、正常泌尿系统的结构及功能

儿童泌尿系统包括肾脏、输尿管、膀胱和尿道。儿童尿量与液体摄入量、气温、食物种类、活动量及神经因素密切相关。婴儿尿量每天 400~500 mL，幼儿 500~600 mL，学龄前儿童 500~800 mL。幼儿肾脏相对较大，位置偏低，随年龄增长可逐渐上升至腰部。儿童期肾脏储存、吸收及排泄功能较差，容易出现水肿、脱水及肾功损害等疾病。儿童输尿管比成人宽但弹性差且弯曲度大，易出现尿流不畅、儿童尿道短等因素，导致泌尿系感染发生率明显比成人高。

二、泌尿系统受损机制

实体瘤导致肾损害具体机制不详，可能与肿瘤直接侵犯、机体免疫调节异常以及肿瘤代谢异常如高尿酸血症和高钙血症导致肾小球通透性、肾小管重吸收功能障碍造成肾损害有关。控瘤药物导致肾功能损伤与儿童肾脏结构密切相关，主要有以下几方面原因。

（1）儿童肾血流丰富占心输出量 20%~25%，大剂量静脉化疗药物随血液流入肾脏，导致对肾脏直接损害。

（2）肾脏浓缩作用导致化疗药物代谢产物在肾浓度

增高，以及肾小管分泌及重吸收功能进一步增加代谢物与肾小管上皮细胞接触加重肾功损害。

（3）婴幼儿期肾储备功能较低，增加了化疗药物对肾脏损害易感性。

三、临床表现、诊断及鉴别

约40%患者肾损害与肿瘤发生密切相关，患者疾病初期常见临床表现为血尿、蛋白尿、水肿、少尿等，可伴血压升高。当肿瘤直接浸润时，会引起肾区扩张导致腰背部隐痛。当肾小管产生病变时，也可出现多饮、尿频、夜尿增多等症状；继发性尿路感染，会出现发热、尿频、尿急、尿痛等症状。同时常伴原发性肿瘤临床表现。化疗药物引起肾功损害多为剂量依赖性，联合其他肾毒性药物可引起肾功损害进一步加重，临床表现异质性较强，轻重程度及持续时间不同，有的药物肾毒性具可逆性，有些药物可持续数年。

当出现血尿、蛋白尿、水肿、少尿症、腰痛等肾功能损害症状时，需及时就医。医生对病人进行病史询问、查体及实验室检查包括：血、尿、便三大常规，24小时尿蛋白质定量、尿蛋白电泳、血液生化、肿瘤标志物、X光、超声波、CT、MRI、内镜、病理活检等可明确诊断。同时注意鉴别原发性肾功损害或由于实体瘤、化疗药物引起的继发性肾功损害，后者常具有原发疾病病史或化疗药物用药史，详细病史询问及原发病检查将有助于疾病的诊断及鉴别诊断。

四、治疗或保护

（一）肿瘤导致泌尿系统损害的治疗及保护

实体瘤泌尿系统损害的治疗原则是以治疗原发性瘤为主，改善肾功能为辅。确诊为肿瘤侵犯导致肾实质损害的患者，应首先考虑手术切除肿瘤。不能及时切除肿瘤者根据患者的病理类型、分化程度、临床分期和体质情况，选择合理的治疗方式。关注肿瘤治疗期间与化疗药物相关的肾功能损害情况。肿瘤引起的肾病综合征可根据肾病综合征的一般原则进行治疗。肾衰者密切注意泌尿系统保护避免肾功能进一步恶化，必要时建议肾移植。泌尿系保护，主要包括预防和治疗感染、出血、电解质紊乱和其他对肾功不利的因素；对存在严重水肿和低蛋白血症的患者，注意卧床休息，加强营养支持；合理饮食保证机体正常运转，对疾病起到辅助控制、维持疗效、促进疾病康复的作用。对透析患者，应控制水及钠、钾摄取量。肾性贫血患者，可补充富含铁的食物，如猪肝、燕麦、黑芝麻、黑米、紫菜、黑木耳、菠菜等，同时注意叶酸和维生素 B_{12} 等造血原料补充。对放化疗后患者，宜清淡饮食，选择低盐、高优质蛋白少渣类食物。

（二）药物引起泌尿系统损害的治疗及保护

肾脏是药物代谢的重要器官，药物对泌尿系统的损害主要是对肾功能损害，包括肾小球过滤、肾小管重吸收及分泌以及肾间质功能受损。临床应提高对不同药物致肾损害的认识，以减少药物导致肾损害发生。化疗药物对肾功能损害常具有剂量依赖性，尤其对儿童患者肾脏发育不完善，具有独特药物代谢特征，因此不同化疗药物给予剂量及疗程差异显著，对儿童患者药物引起肾功能损害的治疗主要为立即停用引起肾损害药物，对代谢物可在肾小管形成结晶体的药物（如磺胺及甲氨蝶呤等化疗药物）可给予患者碱化液输注或嘱大量饮水并使用速尿清除结晶体；对过敏反应导致急性间质性肾炎患者如使用青霉素类抗生素或引起过敏反应的化疗药物，可予肾上腺糖皮质激素减轻炎症反应，反应不佳者亦可用免疫抑制剂治疗。

对化疗药物所致肾小管上皮细胞损害引起肾功能异

常可予保护上皮细胞及促进细胞再生药物治疗，包括维生素 E 制剂、肝细胞生长因子及表皮生长因子，还有研究报道钙离子拮抗剂可预防并治疗氨基糖苷类药物引起的肾小管上皮细胞损害；化疗药物引发急性肾功能损害患者给予血液净化或腹膜透析清除体内药物及有害代谢产物；化疗药物治疗引发肿瘤溶解综合征是由于化疗药物导致瘤细胞大量、快速破坏，代谢产物释放入血引发的一组急性代谢紊乱综合征，急性肾损害是最常见的临床表现之一，动态监测电解质及肾功能指标和充分水化是最重要的治疗措施。此外肿瘤溶解综合征发生时的高尿酸血症可通过尿酸氧化酶治疗，尿酸氧化酶是一种快速强效尿酸降解酶，对化疗药物引起肿瘤患者相关高尿酸血症治疗产生积极影响，可显著降低肿瘤溶解综合征引起的急性肾损伤及死亡发生率。

总之，药物引起肾功能损害预后较好，多数可通过及时停用肾脏损害药物和正确治疗达到肾功能恢复，但少数严重肾衰、病情复杂患者肾功能恢复缓慢或难以恢复，表现为进展性肾功能不全，最终发展为晚期肾衰。有研究发现卡莫司汀、斯莫司汀等亚硝脲类药物和肽类抗生素等药物可能导致肾脏不可逆或进行性损害，临床使用时需重点关注。

五、预防及实施

鉴于儿童泌尿系统特殊性，对正常儿童泌尿系统损害采取预防措施尤为重要，主要包括积极做好家长宣教工作，指导家长做好各种预防措施，养成良好的卫生习惯，排便前后均应洗手，保持会阴部清洁，教育幼儿养成便后从前往后清洗外阴的习惯；日常鼓励儿童多饮水，养成良好的排尿习惯，不宜用乳制品或饮料代替白开水；提供幼儿舒适的排尿环境，婴幼儿应及时更换一次性纸尿裤；婴幼儿衣物应与家人分开洗涤，避免交叉感染；定期进行尿常规检测及时发现隐匿性感染。保持良好的生活及饮食习惯，注重儿童身心健康，母亲孕期重视孕期检查，定期做超声检查，婴幼儿定期进行健康查体，有肿瘤家族史的，在肿瘤高发地区定期进行包括腹部超声在内的影像学检查等相关肿瘤筛查，做到早发现、早诊断并早治疗，积极做好儿童肿瘤及泌尿系统损害的预防及筛查工作。

肿瘤患者泌尿系统损害预防及康复手段：儿童肿瘤发病有规律可循，一般1~3岁是各种母细胞肿瘤发病高峰期，12~14岁常是骨肉瘤和非霍奇金淋巴瘤高峰期，预防肿瘤引起的肾功能损害应该首先了解儿童肿瘤高发年龄，警惕发病高峰期患儿特征性表现并及时就诊。对原发肿瘤侵犯泌尿系预防的首要措施为积极治疗原发病，原发病好转可有效预防泌尿系进一步损害。如为孤立的实体瘤可通过手术切除，避免肿瘤进展侵犯泌尿系统。如病初期肿瘤已进展并累及泌尿系统，可据肿瘤类型及分期采用术前辅助放疗、化疗使肿块体积变小，减轻肿瘤与泌尿系统局部粘连及脏器损害，有助于手术对肿瘤的完整切除及泌尿系功能的保护。此外肿瘤患儿手术康复后应定期复查了解疾病及肾功恢复情况。

化疗药物引起泌尿系损害预防及康复手段：化疗药物引发泌尿系统损害临床表现异质性强，多呈现剂量依赖性，因此给予合适药物剂量，严格掌握药物累积剂量，化疗药物前及使用过程中充分水化，适度碱化，避免多种肾毒性药物联用以及定期监测肾功是预防肿瘤肾功能损害的重要措施。

（一）预防铂类肾功能损害

（1）减少药物剂量，延长药物输注时间。

（2）充分水化，补充血容量保证充足尿量，可以给予速尿增加尿钠排泄。

（3）应用氨磷汀等氧自由基清除剂改善化疗药物对肾脏氧化损伤作用。氨磷汀是一种广泛的细胞保护剂，进入体内可与细胞膜上结合的碱性磷酸酯酶作用转化为渗透性强、具有游离巯基的 WR-1065，直接与烷化剂、铂类结合，有效清除化疗产生的自由基，减少正常组织凋亡，减轻细胞毒药物对细胞损伤。

（二）预防环磷酰胺及异环磷酰胺肾功能损害

加强水化作用，使用美司钠预防环磷酰胺及异环磷酰胺对泌尿系统损伤。美司钠为半胱氨酸化合物，能与重复活化环磷酰胺或异环磷酰胺毒性代谢产物丙烯醛相结合形成非毒性产物排出体外，可有效预防出血性膀胱炎及其他泌尿系统损害。

（三）预防甲氨蝶呤肾功能损害

（1）化疗前可监测甲氨蝶呤代谢基因，对甲氨蝶呤基因杂合突变或纯合突变患者根据肾小球滤过率、BMI指数及体表面积过大患儿可酌情减量使用甲氨蝶呤。

（2）充分水化、碱化尿液，使尿 pH 值维持在 7.0 以上，促进甲氨蝶呤代谢产物尽快排出体外。

（3）给予亚叶酸钙进行解救，甲氨蝶呤作为叶酸拮抗剂与二氢叶酸还原酶结合阻断叶酸向四氢叶酸转化，亚叶酸钙可直接提供叶酸在体内活化形式，促使与二氢叶酸还原酶结合的甲氨蝶呤解离，加速甲氨蝶呤从细胞内排出，恢复细胞内四氢叶酸含量及正常细胞功能，具有解救过量叶酸拮抗剂在体内毒性反应的作用。

（四）预防肿瘤溶解综合征肾功能损害

急性肾功能损伤是临床诊断肿瘤溶解综合征的重要依据，也是引发患儿死亡的独立预后因素，应高度重视儿童肿瘤患者化疗前肿瘤肾脏浸润及肾功能状况。预防肿瘤溶解综合征肾功损害包括积极治疗感染，纠正低血容量，避免使用肾毒性药物，给予低钾、低磷及低蛋白饮食，监测电解质及肾功能，减低剂量化疗；化疗前充分水化，保证充足尿量[儿童大于 $3{\sim}4 \, \mathrm{mL/(kg \cdot h)}$]促进尿酸和磷的排泄；给予尿酸氧化酶加速尿酸降解，进一步降低肿瘤溶解综合征及其相关急性肾损伤和死亡发生。

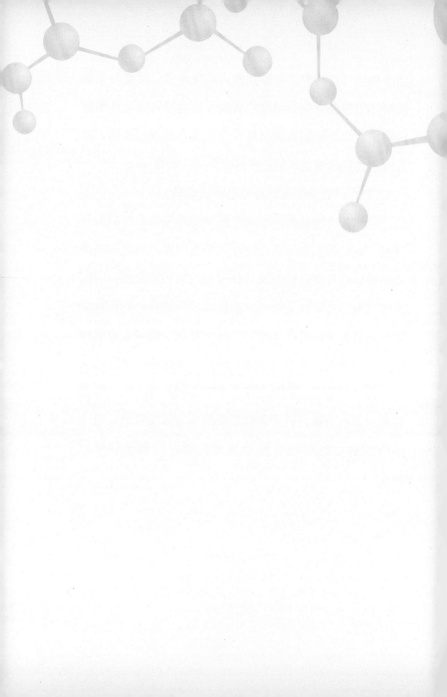

第七章

免疫系统

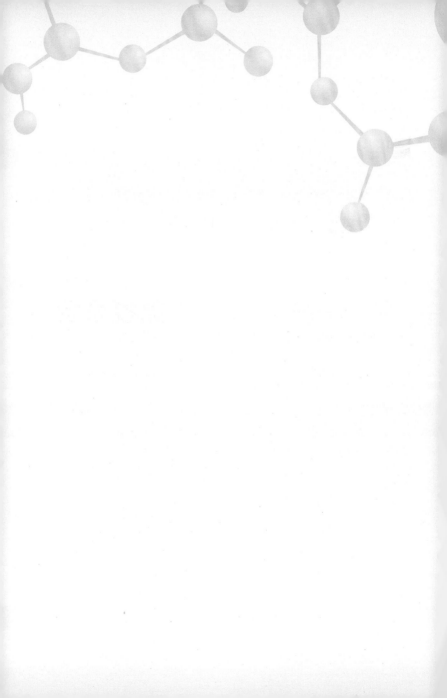

一、免疫系统结构及功能

免疫系统是识别自我，排斥"异己"的复杂网络，包括固有免疫和适应性免疫系统。此外，人体皮肤和黏膜的物理、化学和生物屏障作用也在机体抵御感染中发挥重要作用。正常的免疫功能帮助机体抵御病原微生物侵袭，识别和清除自身突变（恶变）细胞及外源性异质细胞。

二、免疫系统受损机制

所有针对儿童癌症的全身治疗（化疗药物、靶向和免疫治疗），以及脾切除或腹部放疗等局部治疗手段，都会影响免疫系统。

（一）常规化疗

研究显示，化疗结束时，绝大多数急性淋巴细胞白血病（ALL）儿童的淋巴细胞绝对计数低于正常值，65%的患儿血淋巴细胞绝对值要在停药1个月后恢复至正常；但B淋巴细胞功能恢复较为缓慢，血清免疫球蛋白水平恢复至少需6个月；部分患儿即使在结束化疗后1年，仍表现出一种或多种免疫球蛋白亚型或特异性抗体滴度异常。化疗对儿童肿瘤康复者细胞免疫功能的损伤以CD4+T细胞减少最为显著。CD4+T细胞增殖、恢复主要通过两种途径，一种为胸腺依赖性途径，主要产生高分子量的CD45RA亚型，即naïve T细胞，因疾病本身和化疗会损伤到胸腺，因而naïve T细胞恢复很慢；另一种为非胸腺依赖性途径，主要产生低分子量的CD45RO亚型，即记忆T细胞，在化疗期间及化疗结束时，几乎所有T细胞都表达CD45RO，这些细胞在再次接触到某些抗原时可迅速增殖，从而对机体产生保护。研究认为，化疗结束后6个月内，CD4+T细胞数量恢复水平与年龄呈负相关。

（二）造血干细胞移植

接受造血干细胞移植（HSCT）后，中性粒细胞、单核细胞、和自然杀伤细胞（NK）计数在2~3周后即可恢复，但其正常免疫功能恢复大约需2个月，而淋巴细胞数量和功能的恢复更为缓慢。一般而言，CD4+T细胞在移植后1~3个月均保持低水平（小于200 cells/μL），无慢性移植物抗宿主病（GVHD）患儿CD4+T细胞恢复至正常至少需1年，而发生慢性GVHD患儿的免疫重建可推迟至数年；CD8+T细胞恢复至少需6个月；B淋巴细胞在移植后1~3个月同样维持在极低水平，移植后3~12个月恢复，恢复至完全正常通常需12~24个月。不同移植方式的免疫重建速度不同，自体造血干细胞移植患儿免疫功能改变程度较轻，可在几个月内进行免疫重建，而异基因HSCT受者免疫重建可能需要1年或更长时间。

（三）靶向及免疫治疗

单克隆抗体、小分子抑制剂、免疫检查点抑制剂的发展与应用，使许多肿瘤儿童的预后得到显著改善，但对疫苗接种策略却是巨大挑战。例如，广泛应用于CD20阳性B细胞淋巴瘤和急性淋巴细胞白血病儿童的抗CD20单抗（利妥昔单抗），可导致正常B细胞的快速和长时间耗竭，长期使用甚至可导致低丙种球蛋白血症，从而严重损害机体体液免疫功能，B细胞数量的恢复在治疗结束后6~9个月才开始，恢复至正常水平则需9~12个月。大多数研究数据都是通过利妥昔单抗获得，但其他抗B细胞抗体的作用及对免疫的影响大致相似。另外一些小分子抑制剂，如哺乳动物雷帕霉素靶标抑制剂依维莫司或替西罗莫司，可增强机体免疫反应。免疫检查点阻断剂，如抗PD1、抗PD-L1或抗CTLA4抗体，也会增强而不是减少免疫反应。

（四）脾切除或腹部放疗

脾切除和腹部放疗可引起脾功能不全。放射剂量与脾功能减退程度之间的关系尚不清楚。一般认为，脾照射剂量超过40 Gy会出现脾功能不全。但有报道，低-中剂量照射（10~19 Gy），也可致脾出现不同程度功能受损。

三、受损临床表现、诊断及鉴别诊断

免疫系统缺陷会致感染、自身免疫系统疾病及恶性疾病易发。本章仅聚焦感染性疾病。已知儿童肿瘤长期存活者感染性疾病发生率高于健康人群，但针对该人群感染性疾病的临床研究极少，且有限研究也仅集中于ALL和HSCT后病人，实体瘤存活者鲜有报道。

肺是儿童肿瘤存活者最常见感染部位。由于该人群经常出入医院，院内感染尤为多见。相较其他人群，肺部感染后此人群临床表现常不典型，病程进展迅速，感染周期长，易发展成重症病例，晚期并发症发生率也很高。一项包括641名接受HSCT后长期存活者的回顾性研究显示，5年累计感染性疾病的发病率是31.6%，其中多重感染的发生率是10.1%。从病原分析，接受异基因HSCT患儿，细菌感染最常见，其次分别为病毒和真

菌。细菌感染中，依次为葡萄球菌、假单胞菌和大肠埃希氏菌。病毒感染中，水痘病毒、巨细胞病毒和流行性感冒（流感）病毒最常见。曲霉菌和念珠菌为最常见的真菌感染。自体 HSCT 存活者中，细菌感染以葡萄球菌和假单胞菌常见，病毒感染中水痘病毒居首位。

四、治疗或保护方法

如果及时诊断并合适治疗，儿童肿瘤总体存活率目前已经超过 80%。作为儿童肿瘤专科医生，应当在儿童肿瘤康复者回归正常学校生活和工作场景前，为他们做一些准备工作，以保证他们可以"安全"进入社会生活：①准备一份患儿既往肿瘤治疗小结，包括诊断、诊断时间及所接受的所有治疗总结；②明确写明病人最可能罹患的感染性疾病，以及为了避免这些感染而应当提供的卫生防护要求；③描述病人目前服用的预防感染药物，因为可能需要在学校或工作场所服用，也可能因为这些医疗行为导致缺课或缺工（如定期静脉丙种球蛋白输注）；④如果出现发热等与感染相关的急症，应对措施；⑤安排一次"提问"时间，回答学校老师或单位同事的问题；⑥告知该康复者所在初级医疗机构、儿童肿瘤或造血干细胞移植中心存活者专科门诊联系方式。

儿童肿瘤存活者特定感染的干预措施参考相应指南，即肿瘤或 HSCT 儿童侵袭性真菌临床诊断、预防和治疗指南和粒缺发热处理指南。

五、预防及实施计划

从社区初级医疗，到儿童（成人）癌症或 HSCT 中心的存活者专科门诊，都需关注儿童肿瘤长期存活者的感染风险（免疫系统受损所致）。可预防性感染性疾病进行疫苗再接种是降低其感染风险最简单、经济且有效手段。开展针对儿童肿瘤康复者的预防接种，首先需对下列问题慎重考量：①评估患儿免疫状态；②慎重权衡利弊；③灭活疫苗可安全地用于免疫低下患儿，而活菌疫苗不推荐使用；④及时更新并结合本地区健康儿童最新的免疫接种推荐方案；⑤对与患儿密切接触的亲属及医疗保健工作者进行预防接种。实际操作中，建立高质量儿童肿瘤或 HSCT 康复者免疫接种项目的核心要素是流程和免疫接种方案。具体说明如下。

1.建立多学科整合诊治 MDT to HIM 团队

包括儿童肿瘤科医生、感染科医师、各级疾病预防控制中心医师和社区初级医疗免疫接种医师。

2.确立针对儿童肿瘤或HSCT存活者的免疫接种方案

（1）乙型肝炎（乙肝）疫苗：乙肝疫苗属基因重组疫苗，安全性好。研究表明，80%以上儿童血液肿瘤康复者血清乙肝抗体呈阴性，因而其较同龄健康人群更易感染乙肝病毒并发展为慢性肝病。但常规化疗后，开始乙肝疫苗接种的时间尚未统一。对接受HSCT患儿，由于目前普遍认同至少需6个月机体才能获得完全免疫应答，故接种开始时间较为统一，但具体接种方案仍有差异。部分指南建议在移植后6、7、8、18个月分别给予4次双倍剂量（20 μg）；另一些指南建议，在移植后6~12个月内接种3次，如仍无法获得理想抗体滴度，再追加3剂。此外，为减少疫苗接种次数，有条件地区，推荐使用6合1疫苗（即包括百白破、脊髓灰质炎、B型流感嗜血杆菌和乙肝）。需注意的是，儿童肿瘤康复者再次接种乙肝疫苗后，虽然血清抗体转阳率可达70%以上，但抗体水平下降速度较普通人快，应定期检测乙肝抗体水平并及时给予再接种。

（2）流行性感冒（流感）疫苗：目前可供选择流感疫苗包括三价灭活疫苗和减毒活疫苗。由于标准三价灭活流感疫苗较减毒活疫苗具有更好安全性和免疫原性，可更好为免疫功能有缺陷患儿提供保护，故推荐使用灭活流感疫苗。对接受化疗儿童，美国儿科学会（2009）建议在化疗结束后至少3~4周且中性粒细胞和淋巴细胞计数大于1 000 cell/μL时进行接种；对之前接受单克隆抗体治疗患儿，因其可在6~12个月内抑制机体对接种疫苗的反应，需延长至化疗结束后至少6个月进行接种。对接受HSCT儿童，接种间隔最好不少于6个月。但在流感爆发期间，HSCT后4个月即可考虑接种。与其他健康儿童一样，所有儿童肿瘤康复者均应终身保持每年接种1剂三价灭活流感疫苗。

（3）B型流感嗜血杆菌（Hib）疫苗：Hib疫苗属多糖结合疫苗。研究发现，42.6%儿童血液肿瘤康复者血清抗B型流感嗜血杆菌（Hib）抗体阴性，故感染风险高。健康儿童Hib接种计划包括3剂Hib结合疫苗，分别在出生后2、4和6月时接种。对接受常规化疗康复者，可在化疗结束后3个月开始恢复接种Hib疫苗。对于HSCT后患儿，美国感染性疾病协会建议，可在HSCT后6~12个月开始，接种3剂Hib结合疫苗，每剂间隔1个月；为减少疫苗接种次数，如有6合1联合疫苗，可在移植后6个月开始，给予3剂6合1疫苗，并在移植后18个月给予1剂增强剂量。

（4）麻腮风（MMR）疫苗：MMR疫苗属减毒活疫苗，使用不当可能对免疫缺陷个体产生严重副作用。由于普通人群疫苗接种覆盖率低或保护性抗体丧失，可致麻疹和腮腺炎暴发，从而容易累及部分肿瘤患儿并产生严重后果。因此，在合适时间有必要对此人群进行MMR疫苗接种。对从未接种过MMR疫苗患儿，在治疗结束后3个月内不建议接种MMR疫苗；对化疗前已接种儿童，可在化疗结束后6~12个月按照当地健康儿童预防接种计划继续接种（对接受单抗治疗患儿接种开始时间应延长）。但在疾病暴发流行期间，若患儿与确诊麻疹患者有过密切接触，需积极接受被动免疫，即在接触72 h内接受1剂特异性免疫球蛋白。HSCT后患儿，MMR抗体滴度呈逐渐下降趋势。目前指南建议，移植后至少24个月，且在无活动性GVHD、未使用免疫抑制剂及基础疾病无复发情况下，给予1剂MMR联合疫苗，但对接种剂量仍存争议，部分专家建议间隔1个月给予两剂MMR疫苗。

（5）水痘-带状疱疹疫苗：水痘疫苗属减毒活疫苗，

仅适于对水痘无免疫保护的个体。对血清学阴性患儿，如在开始化疗或 HSCT 之前，尚未处于免疫抑制状态，且计划至少 4 周后才开始免疫抑制治疗，可考虑先接种 1 剂水痘疫苗。对完成化疗且血清学阴性肿瘤患儿，建议在化疗结束后至少 3 个月接种水痘疫苗，而接受单抗治疗患儿应延长到至少 12 个月后。对带状疱疹疫苗，不仅是减毒活疫苗而且其病毒含量是水痘疫苗的 14 倍，因此目前指南均不推荐肿瘤儿童使用。接受 HSCT 后的康复者，如无慢性 GVHD、未使用免疫抑制剂及 CD4+T 细胞计数大于 200cells/mm^3 且血清学抗体阴性，可在 HSCT 后 24 个月开始水痘疫苗接种，共两剂，两剂之间间隔两个月。此外，也有研究显示，HSCT 后 1、2 和 3 个月分别给予患儿一剂热灭活水痘疫苗，也可取得较好预防效果，但这种灭活疫苗目前国内暂无法获得。

（6）肺炎球菌疫苗：肿瘤患儿 B 淋巴细胞功能低下，是侵袭性肺炎球菌感染的高风险人群。目前广泛使用的肺炎球菌疫苗有两种，一种是非 T 细胞依赖性 23 价肺炎球菌多糖疫苗（PPSV 23），虽无法产生免疫记忆，但可覆盖多种重要肺炎球菌血清型；另一种是 T 细胞依赖性 7 价和 13 价肺炎球菌结合疫苗（PCV），研究表明重复接种这两种肺炎球菌结合疫苗可产生抗体增强效应。美国疾病预防控制中心和英国"绿皮书"均建议，化疗结束后 3~6 个月开始，先接种 PCV13 或 PCV7，并在间隔至少 8 周后给予 1 剂 PPSV23，从而发挥 PPSV23 覆盖多种血清型优势，但此种策略对肿瘤康复儿童效果如何尚不清楚。对接受 HSCT 后儿童，从移植后 3~6 个月开始，接种 3 剂 PCV13，每剂间隔 1 个月；并在移植后 12~18 个月接种 1 剂 PPSV 23；如患儿存在慢性 GVHD，因其对非结合疫苗缺乏反应，最后一次 PPSV 23 应更改为 PCV13。初始接种后，应对血清肺炎球菌抗体滴度进行检测以指导后续疫苗接种。

（7）百白破疫苗：百白破疫苗属灭活疫苗。研究表明，在化疗结束后 3、6、9 个月开始接种均可获得保护性抗体，且抗体水平间无显著差异。因此，为减少化疗结束与再接种之间的间隔，可于化疗结束后 3 个月开始接种。接受 HSCT 后患儿会丧失对破伤风和白喉的免疫（移植后 2 年内抗体均阴性）。因此，从移植后 6~12 个月开始，接受 3 剂百白破疫苗（每剂间隔 1 个月），并可在移植后 18 个月给予一剂增强注射。

（8）脊髓灰质炎疫苗：目前可供选择的脊髓灰质炎

疫苗包括脊髓灰质炎减毒活疫苗和灭活脊髓灰质炎疫苗，由于灭活脊髓灰质炎疫苗具有更好的安全性，故推荐儿童肿瘤康复者使用：①对于化疗前未接种或未完全接种脊髓灰质炎疫苗患者，建议在化疗结束后3个月开始或继续接种；②对于化疗前已经完成基础接种的患儿，建议在化疗结束后3个月给予1剂增强剂量；③HSCT后患儿应从移植后6~12个月开始，间隔1个月接受共3剂，并在移植后18~24个月接受1剂增强剂量。为减少疫苗接种次数，可以使用6合1疫苗。

3.制定患儿密切接触亲属及医疗保健工作者的免疫接种方案

与肿瘤儿童密切接触家属及医疗保健工作者均应例行接种推荐的疫苗，以更好降低患儿感染疫苗可预防性疾病的概率。对活病毒疫苗，如MMR、水痘疫苗、诺如病毒疫苗，使用时需注意：如接种水痘疫苗后出现水泡性皮疹，应避免与患儿接触，直至皮疹消退；接种诺如病毒后1周内，患儿应避免接触疫苗接种者粪便，且所有家庭人员应注意手卫生；常规推荐的灭活疫苗包括脊髓灰质炎疫苗、三价流感疫苗，其中与年龄大于或等于6个月的患儿密切接触者应每年接种一剂灭活流感疫苗。

第八章

心理行为保护

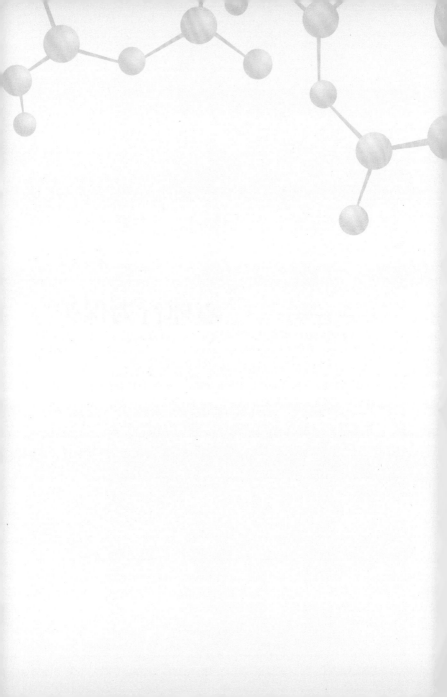

儿童期是机体形态功能、心理行为、社会人格全面发育发展的重要时期，该时期是否身心健康对儿童影响重大。儿童心理行为问题是指异常行为在严重程度和持续时间上超过了相应年龄所允许的正常范围，其表现形式多种多样，主要包括行为障碍、情绪障碍、心理/情绪因素引起的身体器官功能障碍和心神疾病四大类。肿瘤的诊断与治疗直接导致患儿身心痛苦、适应不良、错过教育机会、与同龄人接触减少，从而对儿童及其家庭成员产生严重的心理和社会功能影响。

一、肿瘤儿童心理行为问题的影响因素

（一）基因与遗传

儿童个性、气质、智力和性格的差异受基因的调控，个体的遗传特征决定其接触外界环境后产生的体验感。性格是影响肿瘤儿童心理行为的重要因素，性格乐观外向的孩子具有良好的心理适应性，而神经质性格的孩子则相反，难以适应环境。比如在髓母细胞瘤幸存者中，纯合 GSTM1 基因缺失的患儿更易出现焦虑、抑郁和整体痛苦症状。

（二）肿瘤类型

研究显示肿瘤类型是影响心理社会结局不良的突出

危险因素。中枢神经系统肿瘤幸存者普遍存在适应不良及社会适应困难，更易出现抑郁和躯体化。骨肿瘤患者因为身体健康受损及疼痛增加可引发焦虑和躯体化。肉瘤幸存者易出现睡眠中断。血液肿瘤患儿的行为问题检出率高达12.9%~21.1%。霍奇金淋巴瘤幸存者比非霍奇金淋巴瘤更易出现躯体化症状。

（三）家庭因素

子女患有肿瘤对父母而言是一种创伤性事件，严重影响其日常活动和身心健康。研究显示肿瘤患儿父母创伤后应激障碍（PTSD）的患病率高达26%。父母心理社会适应性差会影响肿瘤儿童心理、疾病的治疗与预后。而肿瘤的诊疗给家庭带来巨大经济压力，有研究显示大部分恶性肿瘤患儿的家庭月支出是其收入的7倍，即使在有经济援助的情况下，非医疗费用仍为人均收入的2.5倍。经济压力可导致家庭成员产生抑郁、焦虑等症状。父母的不良心境、家庭经济压力等都能使家庭功能受损，研究表明适应能力较好的家庭，家庭成员的负性情绪较少。父母的教养方式同样对儿童的心理发展至关重要，家庭越以肿瘤患儿为中心，对患儿的期望与实际差距就越大，患儿越容易发生心理行为问题。

（四）社会支持

长期住院治疗及父母的过度保护使肿瘤患儿社交减少，研究显示50%~70%的肿瘤患儿存在社会孤立感，导致重返校园困难、同伴关系困难等问题，并且同伴关系困难也会进一步影响肿瘤患儿成年后的社会化功能。

（五）其他

男孩比女孩更容易发生心理行为问题，学龄前期（3~7岁）的儿童行为问题检出率和负性情绪发生率明显较高，可能与该期为性格、习惯养成的关键时期有关。患病时间大于3年的患儿，由于疾病的迁延会表现出更强烈的失望和逃避情绪，容易发生心理行为问题。强化化疗方案及含有烷化剂的化疗方案易出现抑郁、焦虑和躯体化的心理困扰。接受放疗的幸存者易出现躯体化，并且其受教育程度、残疾状态、未婚也与不良心理症状有关。

二、肿瘤儿童心理行为问题的常见类型、诊断与鉴别诊断

肿瘤对儿童心理行为的影响体现在多方面，不同肿瘤类型、不同疾病时期、不同性别及不同年龄阶段的影响各不相同。

恶性肿瘤患儿的心理行为问题检出率为25.4%，男

性患儿主要表现为交往不良、社交退缩和攻击性，女性患儿主要表现为抑郁、社交退缩和分裂样。在心理适应不良方面，2~7岁患儿主要表现为恐惧和过度依恋，8~18岁患儿主要表现为急躁、烦躁、焦虑。在行为适应不良方面，2~7岁的患儿主要表现为独立行为减少和对电子产品产生依赖，而8~18岁的儿童则主要表现为学习障碍和网络成瘾。儿童脑肿瘤幸存者的抑郁、焦虑、自杀意念、精神分裂症及其相关精神病和行为问题发病率较其他类型肿瘤均升高。临床上肿瘤儿童心理行为障碍常被躯体疾病所掩盖，照顾者及医护人员早期识别心理行为问题的异常信号可减少对儿童生长发育的影响，常见的心理行为问题异常信号有：过度悲伤或持续情绪低落，总是烦躁或脾气暴躁，对许多事情不感兴趣，总是疲惫或昏昏沉沉，入睡困难或睡眠时间增多，注意力不集中，与家人朋友互动减少，厌食或暴饮暴食，自杀念头或行为，头痛、腹痛等躯体症状。其次，对肿瘤儿童及家长常规做相关心理行为量表筛查有利于早期发现心理行为问题，常见的筛查量表见（表2）。对可疑焦虑、抑郁、创伤后应激症状者选用儿童焦虑障碍自评量表（SCARED）、儿童抑郁量表（CDI，适用于7~17岁）、创伤后应激障碍反应指数（PTSD-RI）进行筛查，必要时及时转至精神心理科就诊。

表2 心理行为问题筛查量表

量表类型	适应年龄	筛查内容	推荐频次
心理痛苦温度计（DT）	大于2岁	筛查心理痛苦程度。2~4岁儿童为3种不同面部表情，5~6岁儿童为10个等级的视觉模拟量表，大于7岁将心理痛苦定义为"担忧、焦虑、悲伤、恐惧"进行0-5-10的评分	每3月1次
学龄前儿童行为量表	2~6岁	可筛查儿童焦虑、抑郁、退缩、躯体化、多动、攻击和注意力的心理行为问题	至少每年1次
Achenbach儿童行为量表（CBCL）	4~16岁	用于评估儿童注意缺陷多动障碍、对立违抗障碍、品行障碍、焦虑障碍、抑郁障碍	至少每年1次
症状自评量表（SCL-90）	大于16岁	快速筛查躯体化、强迫症状、人际关系敏感、抑郁、焦虑、敌对、恐怖、偏执和精神病性的心理问题	至少每年1次
家庭管理测量量表（FaMM）	所有年龄	慢性病儿童家庭对疾病的反应和照顾方式，包含对疾病的认可、关注、照顾与管理能力及家长关系，早期发现疾病对家庭关系的影响，以便更好地获得家庭与社会支持	至少每年1次
心理社会评估工具（PAT）	所有年龄	评估恶性肿瘤患儿及其家属（父母、兄弟姐妹）的社会心理风险	至少每年1次

三、肿瘤儿童心理行为的治疗干预与综合管理

推荐以家庭为中心的社会心理综合管理模式，对肿瘤患儿及其家庭成员进行综合的社会心理评估与管理，重点是对肿瘤儿童和肿瘤家庭的心理社会支持。

（一）肿瘤儿童的心理社会支持

应为肿瘤儿童及青少年提供心理社会支持干预，建议以专业心理工作者为主导的多学科合作，用认知行为疗法（CBT）、游戏疗法、艺术疗法、心理健康教育疗法、图书阅读疗法、社交技能培训、混合型疗法等干预方法，改善患儿情绪，促进患儿适应社会。认知行为疗法是一组通过改变思维、信念的方法来改变不良认知，达到和消除不良情绪和行为的方法，可结合自身医院条件和儿童特点，由心理治疗师制定个体化行为认知干预方案，同时注意保护患儿隐私。推荐腰穿、骨穿、化疗、干细胞移植等治疗过程中播放舒适音乐，分散患儿注意力，有利于平复其负面情绪。推荐肿瘤病房联合志愿者每1~2周开展健康科普讲座、绘画工作坊、手工艺品制作、励志电影、志愿者阅读陪伴、团队心理辅导等活动，丰富住院生活，加强患儿间的交流与合作，改善其焦虑、恐惧、社会孤独感等不良情绪，增强战胜疾病

信心。最新研究表明手机游戏、机器人、视频游戏或虚拟现实等新技术也可明显改善儿童和青少年肿瘤患者的疼痛、焦虑或抑郁情绪。

（二）肿瘤家庭的心理社会支持

应为肿瘤患儿家庭成员提供适当心理社会干预措施，以促进儿童、父母及家庭整体健康发展。建议以专业心理工作者为主导的多学科合作，用以下干预方法帮助恶性肿瘤患儿家庭。针对父母或其照护者的干预：如以压力管理干预方案（PRIAM）为代表的复原力训练、以认知行为技术为核心的干预及问题解决技能培训等干预。压力管理干预方案涵盖压力管理、目标设定、认知重组和意义发现4个部分，通过主动学习压力管理有效提升恶性肿瘤患儿照顾者的心理复原力。以肿瘤患儿家庭为中心的干预：如结合认知行为原则和家庭疗法的肿瘤生存能力训练计划（SCCIP）、针对儿童肿瘤幸存者家庭以家庭为导向的干预（FAMOS）。治疗期间应对儿童肿瘤家庭进行经济困难风险评估。评估内容应包括经济困难的风险因素，如：父母的就业状况、先前存在的低收入或经济困难、单亲家庭状况以及预期的长期强化治疗方案。应根据评估结果，有针对性地向家庭介绍支持资源。

肿瘤治疗全程中，应及时向肿瘤患儿及其家庭提供疾病相关的信息，如肿瘤类型、治疗程序、预期结果、短期和长期的影响，并在必要时为患儿及其家庭提供情绪支持，以减轻家庭对疾病的不确定感，改善心理结果。建立以肿瘤患儿为中心，家庭—学校—社区—医院分级多向管理干预模式，不断提高恶性肿瘤儿童社会生活能力及远期生存质量，让肿瘤儿童尽快步入健康儿童的生活轨迹。

四、预防及康复

肿瘤患儿及其家庭成员经历的心理社会症状常会随疾病进展而改变，建议医务工作者在疾病发展的关键节点，如诊断时，或治疗发生改变时，向患儿及其家庭成员开展适当心理教育，主动预防心理社会不良行为的发生与发展。建议医务工作者将心理行为问题筛查纳入长期幸存者的随访诊疗工作，并向肿瘤儿童青少年及其家庭提供相应的心理咨询指导。诊断后的重返校园有助于肿瘤儿童和青少年的社会适应，建议医务工作者为患儿重返校园提供支持，协助家庭同学校的教育工作者联系，向教育工作者提供癌症及其治疗可能对患儿的学习生活带来影响的信息，增加教育工作者对于儿童肿瘤的认识，促进患儿重返学校。

第九章

生育保护

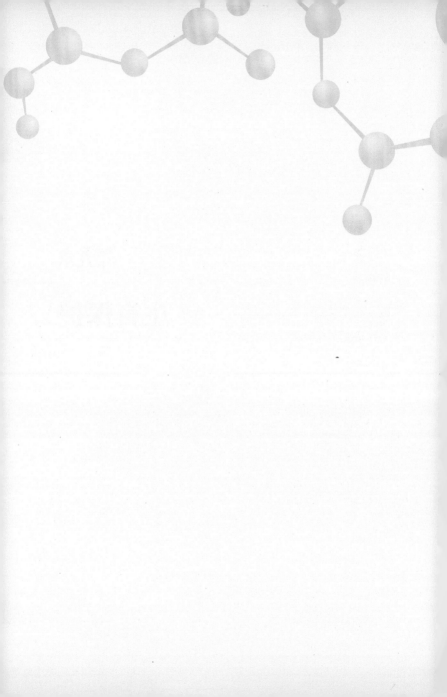

一、生殖器官的结构和功能

正常女性生殖器官发育是一个非常复杂的过程。中肾、中肾管和副中肾管（或称米勒管）通过复杂的联合作用形成子宫、阴道和上泌尿道，未分化的性腺形成卵巢。

（一）卵巢的发育特点及功能

卵巢是产生和排出卵子并分泌甾体激素的性器官。大小及解剖位置与年龄有关。胎儿卵巢位置位于腰部和肾附近，新生儿卵巢位置较高，成人卵巢位置较低，位于子宫底后外侧。幼儿卵巢大小为 3mm×2.5mm×1.5 mm，直至青春前期接近成人大小。3 岁前卵巢体积 1 cm^3，青少年期卵巢平均体积为 3 cm^3，至青春期前可达 9.8 cm^3。

胚胎第 5 周，双侧中肾内侧间皮增厚，形成泌尿生殖嵴。胚胎第 4 周，原始性腺细胞自胚胎卵黄囊沿背部上皮凹陷迁移，于胚胎第 6 周达性腺泌尿生殖嵴的间充质内整合入原始性腺中。胚胎 6~8 周，卵原细胞数目大约 60 万个。胚胎 10 周，如无 SRY 蛋白、雄激素等作用，性腺分化出卵巢结构。胚胎 16~20 周，生殖细胞数目达高峰，两侧卵巢共含 600~700 万个。胎儿期卵泡不断闭锁，出生时约剩 100~200 万个。出生后，新生儿期，女婴受胎盘和母体激素影响，卵巢有一定程度发育。儿童早期（4~8岁），由于下丘脑、垂体对低水平雌激素（≤10 pg/mL）的负反馈及中枢性抑制因素高度敏感，下丘脑-垂体-卵巢轴功能处于抑制状态，此时卵泡虽能大量自主生长，但仅发育到窦前期即萎缩、退化，此时卵巢位于腹腔内。儿童后期（8~12岁）下丘脑促性腺激素释放激素抑制状态解除，卵巢内卵泡有一定发育并分泌性激素，但仍不能成熟，此时卵巢形态逐步变为卵圆形，卵巢逐渐下降至盆腔。从青春期开始至绝经前，卵巢在形态和功能上发生的周期性变化为卵巢周期，卵泡开始发育。青春期时，每侧卵巢的卵泡数大约8万个；到35岁时，每侧卵巢只剩2.5~5万个卵泡。

1.子宫和输卵管的发育

胚胎第7周，中胚层来源的副中肾管与位于其外侧的中肾管同步开始发育，最终形成输卵管、子宫、宫颈和阴道上段。胚胎第8周，双侧副中肾管迁移至中肾管内侧于中线处汇合，中段管腔融合、吸收形成子宫，其中中胚层部分形成子宫内膜和肌层。在融合的最初阶段，子宫内存在一纵隔，一般在胎儿20周吸收消失，若持续存在，形成子宫纵隔畸形。未融合的双侧副中肾管头段，后续发育成输卵管，头段开口形成输卵管伞端。

子宫体的形状、大小及位置随年龄增长而产生变化，与不同年龄的雌激素水平密切相关。初生儿及胎儿的子宫位置较高，位于骨盆上口之上，子宫颈特别发达，子宫颈较子宫体长而粗，约占全长2/3，但子宫颈阴道部却很短，子宫肌层薄，子宫底不明显。从初生到10岁，子宫发育迟缓，变化很小。3~8岁幼女子宫（包括子宫体和子宫颈）长1.5~3 cm，宽0.5~1 cm；10岁子宫增大至3.5 cm左右，13岁增大至6.2 cm左右。近性成熟期，子宫体发育迅速，宫壁增厚，宫腔扩大；至性成熟期，子宫底隆突，子宫平均的长、宽、厚分别为7.5cm×5cm×2.5cm。子宫体与子宫颈管的比例因年龄而异，婴儿期为1:2，静止期（4~7岁）为1:1，青春前期（8~10岁）为1.5:1，青春期与生育期为2:1，老年期为1:1。

子宫体腔的形态、大小可随年龄、生育及周期性激素的变化而变化，其形态经X轴测量多为倒等腰三角形，宫腔底长度与高度的比例为1:2。子宫体腔上段指子宫底水平横线下方中上12~15mm的范围，形态类似等腰梯形，是子宫内膜腔最宽阔及肌层较厚处。子宫体腔下段为子宫峡部的内腔，称为子宫颈管，为漏斗形短管，此段肌层多为环状和网状肌纤维，易受异物激惹而收缩，使子宫颈被动扩张。其上口称颈管内口，在解剖学上狭窄，又称解剖学内口；下口又称颈管外口或组织学内口，为子宫内膜转变为子宫颈内膜的部位。

妊娠20周胚胎期子宫内膜分化完成，子宫腺体形成；妊娠32周出现少量分泌功能；出生后激素撤退，有些女婴可发生阴道出血；出生后14天内膜萎缩退化，青春期前子宫内膜厚度约0.4 cm；青春期、性成熟期子宫内膜受卵巢雌激素和孕激素的影响，而发生周期性增生、分泌、撤退来潮（增殖期、分泌期、月经期）的变化。

2.阴道的发育

中胚层来源的左、右副中肾管的尾段合并形成阴道上段（上2/3至4/5），内胚层来源的尿生殖窦形成阴道下段（下1/3至1/5）。也有观点认为阴道完全由尿生殖窦单独衍生而来。

（二）睾丸的发育特点及功能

男性外观的形成是一系列分子和形态学精确变化的结果。中胚叶位于内胚叶与外胚叶之间，早胚的泌尿生殖嵴在此生成。泌尿生殖嵴包含了未分化性腺和中肾组织，是产生生殖管道—午非氏管和苗勒氏管的场所。嵴的形成需要一些重要基因，包括肾母细胞瘤因子（WTI）和类固醇生成因子（SF-I）。在泌尿生殖嵴形成过程中，原始生殖细胞必须从胚胎外的外胚叶依次迁移，经过胚胎外胚层、原条、基底尿囊、后肠肠壁，最后进入泌尿生殖嵴并寄居于未分化性腺内。睾丸分化需要Y染色体信号，睾丸决定基因位于Y染色体短臂的假常染色体区附近。Y染色体性别决定区（SRY）存在于性腺嵴，在睾丸分化前表达。

在所有哺乳动物的胚胎期，雄性和雌性的原始生殖道会并存一段时间。附睾、输精管和精囊腺的始基，即午非氏管的发育需要睾酮刺激。胎儿睾丸由生精小管组成，周围围绕以支持细胞（Sertoli细胞）和由间质分化形成的间质细胞（Leydig细胞），能合成分泌男性分化所需的两种产物，即苗勒氏管抑制物质（MIS）和睾酮。前者可抑制苗勒氏管的分化，后者能刺激午非氏管结构的形成。

在胚胎时期睾丸位于腹腔内，在肾脏附近。在卵子受精后12周至7个月间，睾丸由腹膜后腰部经腹股沟管

发育保护

第九章　生育保护

下降。出生前后，睾丸和附睾一起经腹股沟管下降至阴囊中，这一过程称为睾丸下降。如下降未到位，就会出现隐睾。

睾丸的主要作用是产生性激素，维持男性重要生理功能；青春期后就开始有产生精子的能力。儿童时期睾丸可产生激素，包括雄激素、雌激素、泌乳素等，这些激素对男性骨骼、神经系统、青春期后精子及第二性征等发育起重要作用。

二、肿瘤或化疗导致的生殖器官损害机制

（一）肿瘤导致的生殖器官损害机制

1.卵巢肿瘤

卵巢肿瘤是儿童及青少年生殖系统中最常见的肿瘤。卵巢肿瘤大多起源于卵巢表面的原始体腔上皮衍化而来的生发上皮，具有分化为各种苗勒上皮的潜能。如向输卵管上皮分化，则形成浆液性肿瘤；如向宫颈黏膜分化，则形成黏液性肿瘤。依据细胞分化程度分为良性、交界性和恶性。小儿卵巢肿瘤大约90%是良性，恶性占比少，儿童及青少年最常见的卵巢肿瘤是生殖细胞瘤，包括畸胎瘤（成熟型、未成熟型、单胚层型、成熟型畸胎瘤伴体细胞恶变）、无性细胞瘤、卵黄囊瘤、胚

胎性癌、绒毛膜癌、混合性生殖细胞瘤等，而上皮性肿瘤及交界性肿瘤较少见。良性肿瘤分化较成熟，生长缓慢，病灶局限，局部压迫卵巢组织。恶性肿瘤侵袭及浸润周围组织与邻近组织发生粘连，可以在腹膜及脏器表面形成种植结节，也可通过血液循环向肝、肺等远处转移，可形成区域及远处淋巴结转移病灶。小儿的卵巢周围韧带和输卵管的发育不成熟，容易错位而导致扭转，致使卵巢及肿瘤发生坏死，也可破裂出血和继发感染。有些瘤种分泌雌激素促进性早熟。

2.子宫及阴道肿瘤

小儿原发子宫肿瘤罕见，婴幼儿可见横纹肌肉瘤，儿童可有平滑肌肉瘤、未分化子宫肉瘤、血管周围上皮样细胞瘤（perivascular epithelioid cell tumor，PEComa）等。青少年可见子宫内膜间质肉瘤、腺肉瘤、子宫内膜癌等。子宫作为孕育器官，功能易受到肿瘤的侵袭和影响。肿瘤生长初期可压迫子宫，继而侵犯宫旁组织，可向真骨盆外延伸。

儿童阴道恶性肿瘤少见，常见为横纹肌肉瘤、内胚窦瘤等，小儿子宫颈和阴道呈移行状，宫颈唇不发达，所以，很多阴道肿瘤蔓延并侵犯子宫颈，但侵犯子宫体的病例少见。阴道前壁易发生，肿瘤初期在阴道皱襞内黏膜下开始呈小结节状增生，继续发展成有蒂或无蒂的葡萄状肿物，似息肉样，可形成串珠，起于一个中心或多个中心，压迫阴道壁，穿透阴道黏膜突向阴道，可充满整个阴道而突出于阴道口外。病变发展较多见向尿道、膀胱后壁、膀胱阴道隔浸润，直肠转移偶见。

波及盆腔组织可压迫或侵犯神经干，亦可压迫或侵犯输尿管，至肾功能不全，压迫或侵犯膀胱时，严重者膀胱瘘道形成、脏器功能受损甚至衰竭。常发生腹股沟区域淋巴结转移，及远处肺转移和骨转移。

3.睾丸肿瘤

原发性睾丸瘤中大多为生殖细胞瘤如卵黄囊瘤、畸胎瘤，非生殖细胞瘤如睾丸间质细胞（Leydig细胞）瘤，支持细胞瘤等其他组织肿瘤少见。睾丸肿瘤早期呈圆形或卵圆形，包膜完整，切面实性，夹有多数小囊，含胶状囊液，可压迫正常睾丸组织。中晚期破坏睾丸正常细胞后向周围组织侵袭并可与阴囊发生粘连，可致静脉回流障碍；常有淋巴道转移，可至腹股沟、髂内、髂总、腹主动脉旁及纵隔淋巴结转移，肿瘤可产生促性腺激素致性早熟。

（二）化疗对卵巢、子宫、阴道的损害机制

1.化疗对卵巢的损害

化疗药物可通过两条途径导致卵巢损害：一是通过下丘脑-垂体神经系统引起卵巢功能紊乱，二是直接损伤卵巢组织。化疗药物对卵巢损伤程度与药物种类、用药剂量、开始化疗年龄、原本卵巢功能状态等有关。不同化疗药物对卵巢影响各不相同：有明确卵巢毒性的药物主要有环磷酰胺、美法仑、白消安、氮芥等烷化剂。不同药物影响细胞种类也不同，可直接影响卵子质量、诱导卵母细胞凋亡，也有影响颗粒细胞等支持细胞。颗粒细胞有丝分裂活跃，更易受到多种化疗药物影响，随FSH和LH受体数目减少，导致卵巢早衰。化疗药物诱导卵母细胞凋亡的机制未明，可能与DNA修复通路相关；化疗药物也可诱导卵泡发生自我吞噬；化疗药物还可触发静止期卵泡活化和生长，通过PI3K/PTEN/Akt信号通路导致卵巢储备卵子数目减少；化疗药物还可通过损伤卵巢血管、影响血供减少原始卵泡数目。如化疗药物主要作用于成熟卵泡，则停止化疗后月经大多可以恢复。如化疗药物导致卵子数量减少，会导致卵巢功能减退、衰竭，丧失生育能力。环磷酰胺、白消安等烷化剂、顺铂等铂类制剂，是导致卵子减少的代表性药物。一般随药物剂量增大，卵泡数量减少越明显；接受化疗的年龄越大，发生卵巢早衰可能性越大。

2.化疗对子宫、阴道的损害

化疗对子宫、输卵管、宫颈和阴道损伤并不明显，化疗结束后未见明显、典型的后遗症。

（三）化疗对睾丸的损害机制

化疗对长期存活的青春期前男性患者生殖系统的影响有多方面，其中包括对生精上皮的直接破坏以及通过破坏下丘脑和垂体而引起间接影响，生精上皮对细胞毒性物质的破坏比间质细胞更为敏感。研究显示，约六成以上经控瘤治疗的儿童及青年被评估为在生育问题上具有风险。此外，由此引发的疾病如精子传输障碍、勃起功能障碍等。

三、临床表现、诊断及鉴别诊断

（一）卵巢肿瘤

1.临床表现

早期肿瘤体积小时不易扪及，无特异症状，偶诉有腹痛、腹胀，常不能早发现。

（1）腹部包块：为主要体征，小儿骨盆狭小，包块容易在腹部扪及，卵巢肿瘤与输卵管形成柄蒂，当体积小与周围组织无粘连时，移动性较大，同一病儿不同时间可在下腹部或上腹部扪及其包块。当体积大并与周围组织粘连时，可扪及固定包块。

（2）腹痛：常为首发症状，多为脐周或下腹部间歇性疼痛，系因肿瘤牵拉周围组织刺激所致。有时恶性肿瘤自行穿破也可引起腹痛。小儿卵巢肿瘤瘤蒂常被拉长，加之小儿活动度大，易发生蒂扭转，引起急性腹痛，体检扪及腹部压痛，可并发腹膜刺激征。

（3）性早熟症状：功能性肿瘤，性索间质肿瘤中的颗粒细胞瘤、卵泡膜细胞瘤、环管状性索间质瘤、原发性绒癌等可出现内分泌功能，一旦具有内分泌性，可引起小儿体内激素水平变化，出现第二性征变化，包括月经来潮、乳核增大、乳房发育、阴道流血、阴蒂增大、阴毛、腋毛生长、骨龄提前等。多数在切除肿瘤组织后逐渐恢复正常。

（4）压迫症状：恶性变时，肿瘤迅速增长可造成相应压迫症状，出现排尿、排便困难，严重者可引起肠梗阻或肾积水。

（5）肿瘤播散：恶性肿瘤可穿破包膜向周围浸润、

播散，发生腹膜种植，有时出现血性腹水。早期转移到区域淋巴结，晚期经血循环广泛播散。

（6）其他症状：晚期病人出现衰弱、体重明显下降、面色苍白、无力、食欲不振、贫血、肌肉萎缩等恶病质现象。

2.诊断与鉴别诊断

腹痛、腹块、腹胀、腹部增大为主要临床表现，结合超声、CT以及MRI的辅助检查帮助诊断。肿瘤标志物及性激素检测：甲胎蛋白AFP在内胚窦瘤、胚胎性癌及未成熟畸胎瘤患者可升高，绒毛膜促性腺激素β-hCG在卵巢原发性绒癌患者升高是敏感可靠的肿瘤标记，血CA125对卵巢上皮性癌特别是浆液性囊腺癌的升高有重要参考价值，黏液性囊腺癌可有CEA异常升高。

卵巢畸胎瘤应与腹腔内或腹膜后肿瘤鉴别。卵巢肿瘤发生扭转时，注意与阑尾炎、梅克尔憩室炎相鉴别。青少年卵巢恶性肿瘤要与盆腔结核鉴别，结核菌素试验及甲胎蛋白（AFP）检测可作为鉴别诊断的方法之一。

（二）子宫肿瘤

1.临床表现

良性的子宫肿瘤，早期无症状，肿瘤增大可引起下腹部的疼痛。恶性的子宫肿瘤症状如下。

（1）典型症状如下。

阴道流血：90%子宫体恶性肿瘤的早期主要症状为少量至中等量的阴道流血，青少年可伴出血性月经紊乱、月经淋漓不尽。

阴道异常排液：部分患者早期可表现为稀薄的白色分泌物或少量血性白带。如果局部有感染、坏死，可排出恶臭的脓血样液体。

（2）其他症状如下。

疼痛：瘤灶及其出血与排液的瘀积刺激子宫不规则收缩而引起下腹阵发性疼痛；侵犯宫旁组织时有胀感、钝痛；累及腹膜则剧痛；压迫或侵犯盆腔神经干，持续性疼痛，并向下肢放射；累及输尿管引起肾盂积水，出现腰部钝痛；压迫或侵犯膀胱，会引发尿频、血尿及尿痛，严重者出现尿闭或尿瘘，甚至引起尿毒症。

转移症状：多发于肺转移和骨转移，不同转移的部位，会出现相应的症状。

全身衰竭：晚期患者可出现贫血、消瘦、发热、恶病质等。

2.诊断与鉴别诊断

临床表现结合影像学和病理组织活检可以诊断。体检时注意阴道口有无分泌物及流血，肛查及同时腹部扪诊宫颈有无肿物及子宫位置、大小、硬度及活动度，两侧附件及宫旁组织有无肿块、增厚、结节及压痛等。需与其他来源于膀胱、尿道等腹盆腔肿瘤、宫颈息肉等鉴别。

（三）阴道肿瘤

1.临床表现

阴道突出肿物及阴道出血为主诉症状。常于换尿布时发现阴道流血和/或阴道口肿块脱出。婴儿哭闹时由于腹压增加容易将肿物逐出于阴道口外，一般不伴疼痛等症状。中晚期病灶继续向盆腔器官浸润，可出现尿频、尿潴留、肾盂积水等，可扪及盆腔内包块，两侧腹股沟触及增大淋巴结。晚期出现纳差、消瘦、低热，有时伴腹水等现象。

2.诊断与鉴别诊断

儿童及青少年生殖器尚未发育成熟，阴道长度：婴儿时约2 cm，儿童时期平均为4~5 cm，穹隆尚未形成，儿童晚期时，阴道长度平均约为7.5 cm，青春期时为8~

12 cm。小儿宫颈扁平，似纽扣状突起。妇科检查不做首选，阴道窥镜适用于有创活检及手术时，一般常规行腹部和肛门双合征检查，辅以经腹和会阴部的超声检查、腹盆腔 CT 或 MRI 可显示阴道肿瘤位置、范围和与周围组织器官的关系，对诊断及治疗有重要意义。血清 AFP 检查有助诊断，肿瘤组织病理诊断是"金标准"。与阴道血肿、性早熟及与阴道囊肿、纤维瘤、平滑肌瘤等良性肿物相鉴别。

（四）睾丸肿瘤

1.临床表现

（1）早期症状不明显，典型临床表现为逐渐增大硬实的无痛性阴囊肿块。

（2）可出现睾丸沉重，局部有牵拉下坠不适感或轻度疼痛，若发生睾丸肿瘤扭转，则常有阴囊部位突发疼痛。

（3）异位隐睾发生恶变时，腹盆腔至腹股沟管区可出现逐渐增大肿块。睾丸肿瘤有时可为双侧性同时或先后发生。

（4）偶有睾丸滋养细胞癌、间质细胞癌及胚胎癌患者，出现内分泌失调症状，表现为男性乳房肥大、性早熟或女性化等。

（5）肿瘤出血、坏死可有类似急性睾丸炎症状，部分患者有阴囊积液。

（6）肿瘤转移相关表现，腹股沟及腹膜后转移淋巴结融合成团块，可引起腹部和后腰背部疼痛，肺转移可出现咳嗽、气急等。

2.诊断与鉴别诊断

依据临床表现，结合血清AFP检查，辅予B超，对鉴别睾丸肿瘤有临床意义。胸腹部增强CT扫描可发现肿大的腹膜后淋巴结及肺部转移灶。病理活检是诊断和分型的"金标准"。需与单纯性睾丸扭转、急性睾丸炎、附睾炎及腹股沟疝或鞘膜积液、睾旁横纹肌肉瘤等鉴别。

四、治疗或保护方法

生育保护是指使用手术、药物或实验室措施对处不育风险的成人或儿童提供帮助，保证其产生遗传学后代的能力。

（一）保育手术

1.卵巢

卵巢肿瘤一经诊断即应尽早手术切除，以免发生扭转、破裂或恶变等并发症。无论分期或病理，尽可能保留生育能力和减少创伤性较大手术是现在比较公认的原则。手术既要完全切除肿瘤，同时也要尽量保留儿童及青少年的内分泌及生育功能。资料显示，保留卵巢方法的增长趋势为从 2016 年的极少到 2018 年的 78%，同时卵巢切除术同比从 2016 年的 100% 下降到 2018 年的 22%。研究表明，卵巢保留术后残留卵巢组织与其对侧卵巢之间的窦状卵泡的体积和数量无差异，表明在良性肿瘤情况下，即使最大程度伸展的卵巢皮质也值得保留。卵巢只要保留直径 1.5 cm 以上组织，就可保证术后绝大部分患者月经正常，妊娠率可达 71.4%。

良性卵巢肿瘤保育术式：良性卵巢肿瘤仅行肿瘤剥除术，保留正常卵巢组织；发生卵巢肿瘤扭转者，判断其卵巢未完全缺血坏死及继发感染，尽早在开腹或腹腔镜下行卵巢扭转复位术，争取保留卵巢及其功能，延期行卵巢肿瘤剥除术，仅对蒂扭转卵巢已坏死者，行患侧附件切除术。

卵巢恶性生殖细胞瘤及卵巢交界性肿瘤保育术式原则：①单侧卵巢瘤，完整切除受累卵巢（不做穿刺抽液）及输卵管，若输卵管无受累可保留；②双侧卵巢恶性生殖细胞瘤，先行活检，经术前化疗后再行二期手术时尽可能行肿瘤剥除术，除非影像学及术中探查肉眼下确定双侧均无正常卵巢组织才行双附件切除，并保留子宫；③双侧卵巢交界性肿瘤只要有正常卵巢组织存在，就可行肿瘤病灶切除术并保留正常卵巢组织；④早期如为ⅠA、ⅠB期、肿瘤光滑活动、细胞高分化（G1、G2）的卵巢上皮性癌包括浆液性、黏液性或子宫内膜样癌，可实施保守手术，晚期卵巢上皮性癌术后预后差，一般不考虑患者年龄和生育需求，同时切除子宫及双侧附件。

保育术中注意减少电凝对剩余卵巢组织的电灼伤，避免钳夹卵巢及输卵管，尽量保留全部正常卵巢组织及输卵管，注意避免损伤卵巢门的血管，以避免手术造成剩余卵巢组织和卵母细胞数目减少至卵巢功能不全，推荐用开腹手术实施。同时对影像学和术中探查可疑的淋巴结和腹膜结节及可疑部位的大网膜做切除活检，不做系统性切除术，检查对侧卵巢仅对可疑者活检，术中收集腹水做细胞学检查。

另外，盆腔放疗前实施保护卵巢的腹腔镜下卵巢移位术，游离并将卵巢牵出放射野或盆腔并选择安全位置予固定，同时在术中对卵巢进行标记以便于放疗医生制定放疗计划时对卵巢进行保护。卵巢转位的目的是将卵巢放置在照射野之外：放疗射野在中线照射区域（泌尿生殖系统肿瘤或髓母细胞瘤），两个卵巢通常远离中线，外侧在结肠旁沟，或外侧和前方靠近腹股沟环（双侧卵巢转位）；在侧位肿瘤（横纹肌肉瘤或尤文氏肉瘤）的情况下，可能受损的卵巢被放置在肿瘤的相反位置（单侧卵巢转位）；某些霍奇金淋巴瘤，当照射野涉及双侧髂链和腹股沟区域时，卵巢与髂嵴排列一致（双侧卵巢转位）。病情需要时行卵巢移植术，如可将卵巢植入乳房外侧，卵巢动静脉与胸壁外侧动静脉吻合。

2.子宫与阴道

女性生殖道功能特殊，给局部肿瘤根治同时保护其生育功能带来独特的挑战。过去几十年里，为保存生命常采取子宫切除术、全阴道切除术或膀胱切除术等涉及单器官或多器官联合切除的根治性手术。回顾性分析显示，单纯根治性甚至扩大根治性切除对总体生存率并无显著性提高。随着医学的发展、术前转化治疗手段的出现和提升，大量临床研究表明，实施精准肿瘤切除术、部分阴道切除术、部分或全部宫颈切除术等保守手术，联合术后化疗及必要时放疗已初步展示显著增高的总体生存率和良好的保育生存质量。

婴幼儿和儿童保育器官及功能的手术原则如下。

（1）婴幼儿及儿童，初治和复发病灶Ⅰ期原位局限体积小，评估实施完整切除而不影响子宫阴道形态、完整性、容积及功能者，可先行精准病灶切除术。

（2）如存在子宫体或子宫颈原发病灶大、阴道大块肿瘤或疾病范围广等影像学危险因素，需行术前化疗后再实施保育切除手术。

（3）保育手术理念为完全切除肿瘤但不损失器官及功能，包括：精准的肿瘤摘除术、部分阴道切除及重建术、部分宫颈或宫体切除及重建术等。阴道肿瘤推荐经阴道入路手术，宫颈肿瘤依据情况选择经阴道或经腹部入路，宫体肿瘤大多经腹部入路。经阴道入路手术时注意选择小号阴道窥镜或用宫腔镜行婴儿阴道肿瘤切除手术。

（4）资料显示，在初诊和复发横纹肌肉瘤治疗患者中，大约18%患者在仅接受单纯化疗后完全缓解，33%患者在化疗结合保育手术后完全缓解，34%患者在接受放疗（包含近距离放疗）后完全缓解，仅12%的患者需要通过根治性手术后获得完全缓解。

青少年女性有生育要求的Ⅰa期高中分化的子宫内膜样腺癌，雌激素依赖型可行宫腔镜电切联合孕激素治疗实施保育。青少年女性子宫颈最常见腺癌，Ⅰa-Ⅱa期的早期患者，可行宫颈广泛切除术及盆腔淋巴结清扫的保育手术加化疗，既要彻底清除病灶，又要注意保留血管神经。青少年女性阴道原发性恶性肿瘤最常见腺癌，对肿瘤直径小于2 cm、浸润深度小于3 mm的囊管状透明细胞腺癌患者，若肿物远离子宫颈且可完整切除，则手术可保留生育功能，采用"局部切除+阴道模具"腔内近距离放疗。

3.睾丸

青春期前良性睾丸肿瘤术中经冰冻切片证实行保留睾丸的肿瘤摘除术，而恶性者，则行腹股沟探查通过内环处精索的高位结扎完成根治性睾丸切除术。恶性生殖细胞肿瘤中使用部分睾丸切除术仍有争议，目前在严格适应证下的双侧睾丸肿瘤或单侧睾丸肿瘤的成年患者中已有少数报道，但必须在与患者及家属充分沟通后进行，并建议对所有因恶性肿瘤而接受部分睾丸切除术的患者进行辅助放疗。不推荐术前肿瘤穿刺活检，避免肿瘤分期升级。

在盆腔放疗中，睾丸可能被意外暴露，可以选择保护装置放置于阴囊区保护睾丸。在一些睾丸旁横纹肌肉瘤或膀胱-前列腺近距离放疗的患者中，可进行经腹股沟区行一侧或双侧睾丸临时转位术，将睾丸置于腹股沟管外环的腹外斜肌上方，放疗结束后再置回原位。另外，病情必要时行睾丸移植手术等保育方法。

（二）生育保护的其他措施

1.对子宫、阴道的保护措施

年轻患者患子宫癌、宫颈癌、阴道癌的可能性极低。目前记录患宫颈癌的最小年龄为15岁。针对有生育要求的宫颈癌患者，尽量做保子宫的控瘤治疗。CIN Ⅲ级，鳞状上皮-柱状上皮交界确认暴露完整，除宫颈锥切术外可用激光消融术或冷冻凝固术。

有报道显示子宫癌病例采用大剂量孕激素进行生育力保存的治疗，药物种类和剂量推荐醋酸甲羟孕酮100~800 mg/天，多为600 mg/天。但这并非子宫体癌的标准治疗方案。目前尚无在恶性肿瘤化放疗期间对子宫、阴道的特殊保护性措施。

2.对卵巢的保护措施

（1）化疗方案和剂量选择是决定化疗后卵巢功能减退发生的重要因素。对有生育要求的女性在保证化疗疗效前提下尽可能选择用生殖毒性较弱的控瘤药物。

（2）借用辅助生殖技术进行保存生育力的治疗

面对未成年女性，尚无配偶，其生育力保存主要为卵子冷冻和卵巢组织冻存。

1）卵母细胞冷冻与未成熟卵母细胞体外培养。

青春期及以后女性，可冷冻卵子。目前卵子冷冻主要针对成熟卵母细胞。方法有程序化慢速冷冻卵子和玻璃化冷冻卵子两种。后者卵子复苏率、受精率和妊娠率均优于前者，玻璃化冷冻出生子代与新鲜卵子出生子代在出生体重和出生缺陷方面均无统计学差异。但目前数据多来源于年轻患者和不孕症女性，治疗结局与其所处年龄段、不孕症治疗和肿瘤患者提供卵子等因素是否相关，还需进一步研究。卵子冷冻方法虽很成熟，但肿瘤患者卵子冷冻的有效性和安全性、肿瘤的遗传风险等，还无相关充分的临床数据。

2）卵巢组织冷冻与卵巢体外激活。

胚胎或卵子冷冻保存需使用超促排卵药物刺激卵巢

排卵，因此存在延迟肿瘤治疗的顾虑，获得卵子数目也有限，多为青春期及以后女性可能采用的保存生育力方法。卵巢组织冷冻，可用通过低创腹腔镜手术取得卵巢组织，青春期前的女孩也可以进行。获取卵巢组织的方法有卵巢活检、卵巢楔形切除、卵巢切除。最常用的是切除整个卵巢，然后将卵巢皮质切成小块后玻璃化冻存。

2004年Donnez等报道首例人类利用卵巢组织冷冻保存和移植获得的活产儿，但卵巢组织冷冻必须行腹部手术、卵细胞损失率大、肿瘤患者本人及家属考虑未来生育问题较少、不冻存以后还可尝试借卵受孕等原因，目前国内开展该项目的医疗机构很少，且均以科研为主。而卵巢组织冷冻具有以下明显优势：保存并延缓生育力；获得卵子数将远大于卵子冷冻或胚胎冷冻，可更换配偶；适合疾病进展快及对激素敏感的肿瘤患者；保留了内分泌功能；能生育血亲后代。

但卵巢组织冻存也可能存在残存瘤细胞转移导致肿瘤复发风险。年轻恶性肿瘤患者拟进行生育力保存时，有必要同时进行是否为遗传性肿瘤的筛查。目前认为霍奇金淋巴瘤、非霍奇金淋巴瘤、乳腺癌等是人卵巢组织冷冻的适应证。进行移植前，通过病理组织检查、免疫组化染色、PCR检查等，评价有无肿瘤细胞存在。目前认为异种移植20周以上观察是比较有效的方法。

目前卵泡丢失是卵巢组织冷冻复苏移植后的主要问题之一，一般认为其与以下几个方面有关：卵巢组织大小；卵巢组织冷冻复苏效率；移植后的缺血-再灌注损伤；添加外源性物质改善血管生成和卵细胞活性；以及卵巢体外激活（in vitro activation，IVA）技术的效率。

3.对睾丸的保护措施

青春期前男童由于尚未发育有精子，可通过活检方式冻存睾丸组织，为成年后睾丸组织移植奠定基础，然后通过ICSI（卵胞浆内单精子注射）的方式达到生育目的。青春期及以后男性，化疗及放疗前精子冷冻。

尽管睾丸组织移植技术在技术和伦理方面尚存在一些有待解决的问题，但这一技术在临床应用中仍然具有潜在的价值。理论上，在肿瘤治疗前通过睾丸活检获得未成熟睾丸组织，将其切割成小块进行冷冻保存，待患者恢复或成年后可以采用从保存组织中获得的干细胞进行自体移植，或将睾丸组织异位移植到患者自身或异种移植到其他受体使其发育成为精子，最后通过辅助生育技术便可实现保存生育能力之目的。

（三）放疗的影响与保护措施

保持第二性征和生育功能对儿童肿瘤幸存者意义重大。对男性而言，放疗过程中照射男性患儿的睾丸和下丘脑–垂体轴，会增加精子生成受损、性早熟、性功能障碍，睾酮不足的风险。生成精子的生精细胞比产生雄激素间质细胞更易受到放射损伤，若睾丸照射剂量1至3 Gy，幸存者患长期或永久无精子症的风险增加；若只接受单侧睾丸切除且不接受额外对性腺有影响的治疗，幸存者通常可维持足够的睾酮生成；暴露年龄在9岁以下的男性患者，下丘脑累积剂量大于18 Gy时会释放过多的促性腺激素释放激素，从而增加发生性早熟的风险；睾丸照射剂量大于20 Gy和下丘脑–垂体照射剂量大于30 Gy均可能导致雄激素缺乏，且随着照射强度的增加，睾酮不足的风险逐渐增加。如果筛查证实青春期延迟或发育停滞的幸存患儿存在雄激素不足，可通过肌肉注射或经皮贴片或凝胶给药增加睾酮衍生物的剂量，同时监测不良反应。

对女性患儿，放疗可能导致幸存者后代出现早产、低体重胎儿和小于胎龄儿。研究报道，与未接受过放疗者相比，子宫放疗剂量大于 5 Gy 者早产率（50.0% vs 19.6%），低体重胎儿（36.2% vs 7.6%）和小于胎龄儿（18.2% vs 7.8%）均显著增加，且较低的子宫放疗剂量也明显增加了风险（早产儿从 50 cGy 开始，低体重胎儿从 250 cGy 开始）。

特别是针对性腺的放疗以及全身照射，通常会导致永久性不育。低剂量放疗可能导致生精上皮损伤，从而影响精原细胞而导致少精症；而大剂量放疗（大于 20 Gy）可能会影响到间质细胞，导致血清睾酮降低及血清促性腺激素增加。因此，优良的设备及精准定位，放疗剂量恰当，同时注意放射野避开生殖腺非常重要。

五、预防及康复

在欧美国家随着对诊断年龄小于等于 25 岁的儿童、青少年和年轻成人（childhood，adolescent，and young adult，CAYA）恶性肿瘤的治疗进展，其 5 年生存率已超过 80%，我国一些诊疗领先的儿童肿瘤专科的总体长期生存率也已上升至 70%，因此儿童期肿瘤患者存活到成人的数量明显增加。这一成就使得越发关注如何减少治疗相关的晚期不良反应以及提高 CAYA 肿瘤幸存者的生活质量。绝大多数 CAYA 肿瘤幸存者及其家庭都渴望未来拥有正常的生殖生活能力，然而，相当大比例的CAYA肿瘤幸存者在肿瘤治疗后生殖功能受损，随着肿瘤治疗计划完成，不孕不育逐渐成为长期压力，导致患者及其家人产生高度的痛苦，尤其是女性、围青春期或青春期发病、少数族裔、接受化疗或放疗等患者，对生育问题的担忧最严重。男性CAYA肿瘤患者因精子生成障碍和雄激素缺乏可导致不孕或生育能力降低，女性患者生殖系统损伤主要表现为卵巢早衰和不孕。

来自PanCareLIFE联盟和国际儿童癌症指南协调小组提出了建设性意见，研究显示：①高等级证据表明烷化剂的剂量与男性CAYA肿瘤幸存者精子生成障碍（累积剂量大于或等于4000 mg/m²）、女性卵巢功能早衰（累积剂量大于或等于6000~8000mg/m²）相关；②不同等级证据均显示睾丸、卵巢、颅脑放疗引起性腺功能减退及不孕的风险。

如果治疗计划包括任何剂量的烷化剂（高质量证据）、睾丸放疗（中等质量证据）、卵巢放射治疗（高质量证据）、造血干细胞移植（专家意见）、顺铂（低质量证据）、睾丸切除术（专家意见）、单侧卵巢切除术或头颅放疗，以及这些治疗的组合，均可导致CAYA肿瘤患者发生不孕的潜在风险。因此在治疗前，开展有关生育保护的教育非常重要，医务人员应与CAYA肿瘤患者及其家人讨论保留生育能力和替代计划生育的备选方案。参与讨论人员可包括儿科肿瘤医生、儿科内分泌医生、男科医生、生育专家、专科护士等。需要强调的是在就生育率保持和未来的计划生育做出决定时，医务人员和患者及其家庭之间的共同决策至关重要。保留生育能力的具体方法因患者接受治疗的初始年龄（青春期前、青春期或青春期后）、治疗手段而异，应让患者及其家庭了解与生育保护相关的潜在好处、危害、成本和后续问题，以利于其做出明智的决定。

因此，首诊病情评估时，依据个体疾病制定综合治疗方案时，我们主张在控瘤治疗中对患儿生殖器官发育进行保护。同期对生育风险进行评估，对高风险者及时MDT讨论控瘤治疗中的保育对策，在保障同等治疗效果的情况下，恰当组合措施：如生殖器官的保育手术，避免或减少及减量生育毒性药物的应用，放疗豁免、减量及放疗前卵巢睾丸移位术、必要时移植术，及可能的睾丸组织、精子、卵巢组织、卵子的冷冻等。同时关注在儿童控瘤治疗中已经逐步开展使用的靶向及免疫治疗和骨髓移植对儿童及青少年生育能力的影响。

同时，控瘤治疗前、治疗中、结疗后长期对幸存者进行生育功能评估的随访，包括激素水平检测、第二性征发育、子宫卵巢发育及月经情况、睾丸发育及勃起、射精情况和精液质量检查，青春期及以后年龄的IIEF-5问卷和FSFI量表填写，遗传学咨询等。

相比健康对照者，上述CAYA肿瘤幸存者中认知缺陷、抑郁和心理障碍、焦虑、癌症相关痛苦、创伤后应激障碍和症状、自杀意念的发生率都更高。幸存者们会担心肿瘤复发、过度警惕症状、担忧家庭和经济状况、感受到管理健康需求的压力、自我知觉变化、形体改变和感到脆弱无助。此外注意力不集中、疲乏和睡眠困难等躯体症状，生长迟缓、肥胖、甲状腺功能障碍和不完全性性早熟等内分泌疾病，铂类药物导致的听力损失、蒽环类药物相关性心肌毒性、慢性肾损害以及继发性恶性肿瘤发生率都高于一般人群。

因此，对于所有肿瘤生存者，推荐除外按照原发疾病诊疗规范进行相应的指标复查时，每次随访时尚需监测生殖发育及功能指标和心理健康状态，持续终生。

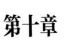

第十章

五官与肢体保护

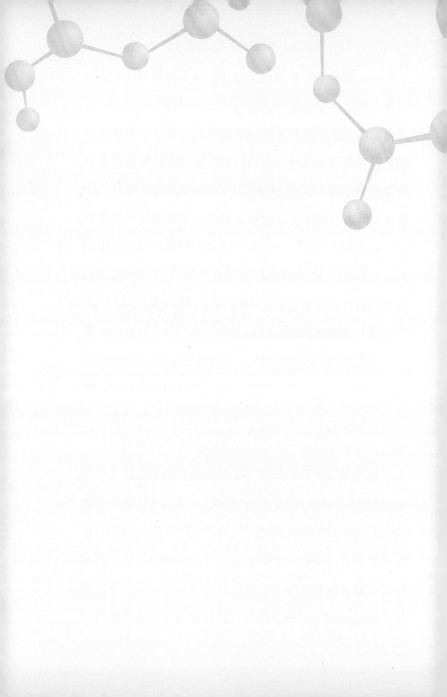

近年来，随着手术、化疗及放疗等多种治疗模式的综合应用，儿童肿瘤患者生存期较前明显延长，5年生存率高达85.9%，但治疗相关毒副反应也日益凸显，因此如何减轻治疗对儿童生长发育的影响是一个特别的挑战。

一、正常结构和功能

儿童骨骼有两个快速生长期，一是出生后至3岁之间；二是在青春期（一般女孩在11~13岁，男孩在12~14岁）。骨骼是高度动态变化的器官，不断变化和再生。其拥有结构及代谢的两个方面的功能：结构功能对运动、呼吸和内部器官的保护至关重要；代谢功能主要作为钙、磷和碳酸盐的储藏库，同时有助于缓冲氢离子浓度的变化。

二、肿瘤或化疗导致损害的机制

（1）儿童及青少年口腔颌面部恶性肿瘤以横纹肌肉瘤最为多见。横纹肌肉瘤是来源于能分化为横纹肌的原始胚胎间充质细胞，占儿童软组织肉瘤的50%以上。横纹肌肉瘤好发于儿童及青少年四肢，很多患者就诊时肿瘤已浸润周围组织，引发局部外观畸形及功能障碍。除此之外横纹肌肉瘤也易发生转移，其中淋巴结转移率为

20%，血行转移为46%。

（2）骨肿瘤损害机制比较复杂，主要包括两个方面：一是通过化学介质（如骨组织局部微环境的变化）；二是通过机械变形（肿瘤的占位效应及所造成的压力等）。恶性骨肿瘤对人体危害是多方面的，包括：损害器官的功能；诱发大出血；导致恶病质；诱发各种感染；除此之外还有引起疼痛、导致贫血、诱发病理性骨折等。由于儿童骨骼不同于成年人，儿童骨骼有骨骺，骨骺是骨骼生长的基础。因此当儿童肿瘤影响到骨骺时，要切除骨骺或破坏骨骺，就会影响骨骼生长。

（3）化疗药物在治疗肿瘤的同时常伴有药物毒性。例如化疗药物中铂类所致的耳毒性。铂类是以致双侧、高频感音神经性听力损失为特征，其耳毒性可能会影响其语言发育和读写能力，导致儿童社会情感发展延迟。另外耳毒性具有不可逆性、延迟性、进展性等特征。铂类药物中以顺铂的耳毒性最强，有研究报道接受顺铂治疗者发生耳毒性的患儿，平均累积剂量为391 mg/m^2（范围120~630 mg/m^2）。

三、临床表现、诊断及鉴别诊断

（一）临床表现

（1）五官及颌面部肿瘤：通常早期表现为无疼痛肿块，当肿瘤生长并向周围及深层组织浸润时，可出现疼痛、五官变形，严重者可出现压迫阻塞症状，生长迅速的肿物可破溃、感染、出血，也可向颈部淋巴结及颅内转移。

（2）肢体软组织肿瘤：表现为局部皮下或肌间无痛性肿物，生长速度较快，质地较硬，活动度较差。随疾病发展可出现肢体疼痛、关节活动范围减小和活动障碍，晚期可出现恶病质表现。

（3）骨肿瘤：表现包括：①疼痛：肿瘤的生长速度快、压迫神经所致，发生出血时压迫加剧，疼痛明显。②肿块：早期肿瘤位于骨内，随肿瘤生长，骨质扩张膨胀向周围肌肉侵犯而形成，表面皮肤温度高，皮下静脉显露。③功能丧失：患肢出现力弱、跛行和运动受限等表现，脊柱肿瘤可能发生肢体瘫痪。④畸形：肿瘤生长使骨质膨胀变形，骨骼的坚固性受到破坏，易因负重发生弯曲变形。⑤病理性骨折：骨内肿瘤生长致使轻微外力等就可以发生骨折。

（二）诊断及鉴别诊断

五官及颌面部和骨及软组织肿瘤的诊断必须是"临床、影像及病理"三者结合，病理组织检查是其确诊的唯一可靠标准，可鉴别明确横纹肌肉瘤、纤维肉瘤、恶性周围神经鞘瘤、脂肪肉瘤、尤文肉瘤、骨肉瘤等亚型。

四、治疗或保护的方法

总体原则：部分颌面部的肿瘤可通过化疗及放疗达到完全缓解，没有达到完全缓解的患儿需要通过术前转化处理，待瘤灶缩小后手术，达到尽可能切除肿瘤的同时保外观、保器官、保功能，手术过程中应贯彻"无瘤原则"。术后加强综合辅助治疗：化疗、放疗、免疫、靶向等。

（一）五官及颌面部肿瘤手术原则

完全切除肿瘤同时需要保存五官和外貌，有效的术前转化处理，为局部剜除肿瘤提供了可行性。颌面部手术尽可能选择对美容影响较小的隐蔽切口，应尽力避免广泛切除致毁容。皮肤肿瘤切除后有缺损部位可利用菱形皮瓣法进行修复。皮肤缺损大者，可通过邻近区皮瓣转移或者选择皮肤颜色、厚度、质地最接近植区的隐蔽部位皮肤行皮瓣移植而获得良好的美容效果。皮下肌肉肿瘤切除后的凹陷畸形，可以利用邻近肌肉行充填矫形。手术中注意五官和面神经的保护，熟练掌握面神经的走行和分布，术中操作时层面准确的细致解剖是至关重要的，同时尽量减少牵拉和电传导带来的神经损伤。

（二）肢体软组织肿瘤保肢保功能手术

目前完整切除即 R0 切除，是最常用的术式，是肢体软组织肉瘤最重要的手术疗法，切除范围至少应包括肿瘤周围 1 cm 正常组织或至相当厚度的筋膜屏障组织边缘或阴性切缘大于 1 mm，即显微镜下切缘阴性。当肿瘤邻近重要血管、神经或骨骼时，可行边缘切除以完全切除肿瘤并保留血管神经或骨骼，保存肢体功能。随着技术的发展，即便神经、血管乃至骨骼受累亦可以进行保肢手术，但在血管、神经、骨骼修复重建之前，要保证创面局部肿瘤完全切除无残留，同时评估在预期修复重建后肢体的功能优于假肢时才行修复重建，否则应建议截肢治疗。功能重建包括循环、动力、骨骼、创面覆盖等多方面。瘤内切除和根治性切除（切缘≥5 cm）通常在儿童不推荐。

(三) 骨肿瘤的保肢手术

大约90%的患者可接受保肢治疗，保肢适应证为：ⅡA期肿瘤、化疗有效的ⅡB期肿瘤、重要血管神经束未受累、软组织覆盖完好、预计保留肢体功能优于义肢；对于化疗反应好的Ⅲ期肿瘤及远隔转移者，也可行保肢治疗；特殊情况下可行姑息性保肢治疗。无论是截肢还是保肢术后，因儿童肢体持续生长的特点，术后将会面临双侧肢体不等长，及其所导致脊柱侧弯和骨盆倾斜等一系列的问题，所以我们在进行治疗时需做好的规划（比如制定可延长假体、尽量保护骨骺等），避免后期所面临的肢体及功能的问题。保肢手术方法可分为三个阶段，第一阶段是骨肿瘤的完整切除；第二阶段是骨骼系统的重建；第三个阶段是局部软组织及血管、神经的重建。保肢手术的重建方法包括骨重建与软组织重建。骨重建即重建支撑及关节功能，软组织重建则修复动力、提供良好覆盖。按照重建的特点又可以分为生物重建和非生物重建。目前临床上可供选择的重建方法有：①人工假体，假体功能良好，易于操作，但人工假体最主要的问题是松动、感染和机械性损坏；②异体骨关节移植，其最大优点是可以提供关节表面、韧带和肌腱附着点，缺点是并发症的发生率高，有报道包括感染、骨折等在内的并发症发生率高达40%~50%；③人工假体-异体骨复合体，一般认为其兼顾两者的特点，肢体功能恢复快，但同样也结合两种重建方式的缺点；④游离的带血管蒂腓骨或髂骨移植；⑤瘤段骨灭活再植术，由于肿瘤灭活不确切、复发率高，目前已基本弃用；⑥可延长式人工假体，适宜儿童患者，须定期实行延长手术；⑦旋转成形术，适宜于儿童患者，年龄较大的患者易发生心理问题。

（四）放疗的肌肉骨骼远期并发症

相较于成人，放疗对生长发育阶段患儿的肌肉骨骼产生的抑制作用更为严重、影响更为深远。肌肉骨骼远期不良反应与患儿暴露剂量和年龄相关，包括面部发育不全、眼眶缺陷、锁骨狭窄、臂长差异、腿长差异、不对称、畸形、病理性骨折、脊柱侧凸等。通常情况下，20~30 Gy的剂量会闭合长骨的骨骺板，大于20 Gy的辐射可导致肌肉发育不良和骨质变薄，对于婴幼儿而言，低至10 Gy的放射剂量都会产生影响。在头颈部肉瘤的放射治疗中，如翼状肌和咬肌接受放射剂量大于40 Gy则会影响下颌的正常功能。脊柱放疗可导致患儿身材矮小和脊柱侧弯，肾母细胞瘤协助组研究发现接受10~15 Gy放疗剂量的患儿身高减少为3~7 cm，剂量超过24 Gy的则与脊柱侧弯风险显著升高相关。大于40~50 Gy的放射剂量可导致骨折或骨坏死，且在同时使用类固醇和化疗时风险增加。

（五）预防及康复

（1）接受铂类药物治疗的患者治疗前后定期接受听力监测，建议给予患者耳毒性较小的铂类药物或预防性使用拮抗耳毒性的药物，如硫代硫酸钠、氨磷汀、N-乙酰半胱氨酸等。

（2）肿瘤无论良性或恶性，宜早诊断、早治疗。并发病理性骨折的患者要用石膏外固定。注意饮食调养，清洁卫生，若久病卧床者，应注意预防发生褥疮。

（3）手术后的康复主要分为两个方面。一是心理康复，二是生理康复。心理康复阶段要靠家人的陪伴，社会的支持以及患儿自己的适应；生理康复主要是术后疼痛期的管理和术后康复训练。疼痛期的管理一般采用分级止痛药物。术后康复锻炼对于不同病变部位及手术方式制订不同的个体化恢复计划。

（4）放射治疗过程中常需要扩大靶区范围至包括全

同层面椎体，同时椎体的左右和胸背方向剂量应尽量均匀，以避免脊柱侧弯。对于婴幼儿尽量避免全脑放疗以规避致颅骨过早生长停滞或颅缝早闭的风险。面部发育不全和不对称是颅面照射的常见后果，放疗过程中可使用IMRT尽量减少对同侧或对侧生发中心的损伤。随着光子调强、旋转照射和质子治疗等现代化放疗手段的介入，能更好地减小放疗的副作用。

参考文献

1. 江载芳，实用小儿呼吸病学. 北京：人民卫生出版社，2020.

2. Arroyo-Hernandez M，et al.，Radiation-induced lung injury：current evidence. BMC Pulm Med，2021. 21（1）：9.

3. 常丽. 儿童呼吸系统疾病治疗的生理基础. 中国实用儿科杂志，2021，36（3）：188-190.

4. Heaton T E，A M Davidoff. Surgical treatment of pulmonary metastases in pediatric solid tumors. Semin Pediatr Surg，2016，25（5）：311-317.

5. Morin C E，et al. Early pulmonary complications related to cancer treatment in children. Pediatr Radiol，2022，52（10）：2017-2028.

6. Haustraete E，et al. Idelalisib-related pneumonitis. Eur Respir J，2016，47（4）：1280-1283.

7. Bondeelle L，A Bergeron. Managing pulmonary complications in allogeneic hematopoietic stem cell transplantation. Expert Rev Respir Med，2019，13（1）：105-119.

8. Walther S，et al. Long-term pulmonary function testing in

pediatric bronchiolitis obliterans syndrome after hematopoietic stem cell transplantation. Pediatr Pulmonol, 2020, 55（7）: 1725-1735.

9.Possick J D. Pulmonary Toxicities from Checkpoint Immunotherapy for Malignancy. Clin Chest Med, 2017, 38（2）: 223-232.

10.Faraci M, et al. Imatinib melylate as second-line treatment of bronchiolitis obliterans after allogenic hematopoietic stem cell transplantation in children. Pediatr Pulmonol, 2020, 55（3）: 631-637.

11.Barker A F, et al. Obliterative bronchiolitis. N Engl J Med, 2014, 370（19）: 1820-8.

12.Wenger D S, et al. Incidence, Risk Factors, and Outcomes of Idiopathic Pneumonia Syndrome after Allogeneic Hematopoietic Cell Transplantation. Biol Blood Marrow Transplant, 2020, 26（2）: 413-420.

13.Adachi Y, et al. Patterns of onset and outcome of cryptogenic organizing pneumonia after allogeneic hematopoietic stem cell transplantation. Int J Hematol, 2019, 109（6）: 700-710.

14. Miller K D, et al. Cancer treatment and survivorship statistics, 2019. CA Cancer J Clin, 2019, 69（5）：363-385.

15. Tukenova M, et al. Role of cancer treatment in long-term overall and cardiovascular mortality after childhood cancer. J Clin Oncol, 2010, 28（8）：1308-1315.

16. Rose-Felker K, et al. Cardio-oncology Related to Heart Failure：Pediatric Considerations for Cardiac Dysfunction. Heart Fail Clin, 2017, 13（2）：311-325.

17. 2022 AHA/ACC/HFSA Guideline for the Management of Heart Failure. J Card Fail, 2022, 28（5）：e1-e167.

18. Bansal N, et al. Chemotherapy-induced cardiotoxicity in children. Expert Opin Drug Metab Toxicol, 2017, 13（8）：817-832.

19. Bergom C, et al. Past, Present, and Future of Radiation-Induced Cardiotoxicity：Refinements in Targeting, Surveillance, and Risk Stratification. JACC CardioOncol, 2021, 3（3）：343-359.

20. Lyon A R, et al. 2022 ESC Guidelines on cardio-oncology developed in collaboration with the European Hema-

tology Association（EHA），the European Society for Therapeutic Radiology and Oncology（ESTRO）and the International Cardio-Oncology Society （IC-OS）. Eur Heart J，2022，43（41）：4229-4361.

21. 中国临床肿瘤学会指南工作委员会.中国临床肿瘤学会（CSCO）肿瘤治疗相关心血管毒性防治指南-2021.北京：人民卫生出版社，2021.

22. 胡亚美，江载芳，申昆玲，等.诸福棠实用儿科学（第8版）.北京：人民卫生出版社，2002.

23. Bolling T，et al. Acute and late side effects to salivary glands and oral mucosa after head and neck radiotherapy in children and adolescents. Results of the "Registry for the evaluation of side effects after radiotherapy in childhood and adolescence". Head Neck，2015，37（8）：1137-1141.

24. Patel P，et al. Clinical practice guideline for the prevention of oral and oropharyngeal mucositis in pediatric cancer and hematopoietic stem cell transplant patients：2021 update. Eur J Cancer，2021，154：92-101.

25. 抗肿瘤治疗引起急性口腔黏膜炎的诊断和防治专家

共识. 临床肿瘤学杂志, 2021, 26 (05): 449-459.

26. Navari R M. Management of Chemotherapy-Induced Nausea and Vomiting in Pediatric Patients. Paediatr Drugs, 2017, 19 (3): 213-222.

27. Patel P, et al. Prevention and treatment of anticipatory chemotherapy-induced nausea and vomiting in pediatric cancer patients and hematopoietic stem cell recipients: Clinical practice guideline update. Pediatr Blood Cancer, 2021, 68 (5): e28947.

28. 中国临床肿瘤学会抗淋巴瘤联盟, 等. 恶性血液病患者药物性肝损伤的预防和规范化治疗中国专家共识 (2021年版). 中华血液学杂志, 2021, 42 (03): 185-192.

29. Raja et al. Asparaginase-associated pancreatitis in children. British Journal of Haematology, 2012, 159 (1).

30. 马军, 等. 培门冬酶治疗急性淋巴细胞白血病和恶性淋巴瘤中国专家共识. 中国肿瘤临床, 2015.

31. Palmer J D, et al. Late effects of radiation therapy in pediatric patients and survivorship. Pediatric Blood & Cancer, 2021, 68 (S2).

32. Schultheiss T E, et al. Radiation response of the central nervous system. International Journal of Radiation Oncology Biology Physics, 1995, 31 (5): 1093.

33. Jacola L M, et al. Longitudinal Assessment of Neurocognitive Outcomes in Survivors of Childhood Acute Lymphoblastic Leukemia Treated on a Contemporary Chemotherapy Protocol. Journal of Clinical Oncology Official Journal of the American Society of Clinical Oncology, 2016: 1239.

34. Krull, et al. Chemotherapy Pharmacodynamics and Neuroimaging and Neurocognitive Outcomes in Long-Term Survivors of Childhood Acute Lymphoblastic Leukemia.

35. Kadan-Lottick N S, et al. A comparison of neurocognitive functioning in children previously randomized to dexamethasone or prednisone in the treatment of childhood acute lymphoblastic leukemia. Blood, 2009, 114 (9): 1746.

36. Bowers D C, et al. Late-occurring stroke among long-term survivors of childhood leukemia and brain tumors: a report from the Childhood Cancer Survivor Study. J

Clin Oncol, 2006, 24（33）: 5277-5282.

37.Lenchik L, et al. Automated Segmentation of Tissues Using CT and MRI: A Systematic Review. Acad Radiol, 2019, 26（12）: 1695-1706.

38.Ullrich N J, et al. Moyamoya following cranial irradiation for primary brain tumors in children. Neurology, 2007, 68（12）: 932-938.

39. Merchant T E, et al. Late effects of conformal radiation therapy for pediatric patients with low-grade glioma: prospective evaluation of cognitive, endocrine, and hearing deficits. J Clin Oncol, 2009, 27（22）: 3691-3697.

40.Krull K R, et al. Neurocognitive Outcomes and Interventions in Long-Term Survivors of Childhood Cancer. J Clin Oncol, 2018, 36（21）: 2181-2189.

41.Santomasso B D, et al. Clinical and Biological Correlates of Neurotoxicity Associated with CAR T-cell Therapy in Patients with B-cell Acute Lymphoblastic Leukemia. Cancer Discov, 2018, 8（8）: 958-971.

42. Sklar C A, et al. Hypothalamic-Pituitary and Growth

Disorders in Survivors of Childhood Cancer: An Endocrine Society Clinical Practice Guideline. J Clin Endocrinol Metab, 2018, 103 (8): 2761-2784.

43. Chemaitilly W, C A Sklar. Childhood Cancer Treatments and Associated Endocrine Late Effects: A Concise Guide for the Pediatric Endocrinologist. Horm Res Paediatr, 2019, 91 (2): 74-82.

44. Tamhane S, et al. GH Therapy in Childhood Cancer Survivors: A Systematic Review and Meta-Analysis. J Clin Endocrinol Metab, 2018, 103 (8): 2794-2801.

45. Casano-Sancho P, A C. Izurieta-Pacheco, Endocrine Late Effects in Childhood Cancer Survivors. Cancers (Basel), 2022, 14 (11).

46. Haller M J, D A Schatz. Endocrine complications of childhood cancer therapy: evaluation and management. Pediatr Endocrinol Rev, 2007, 4 (3): 196-204.

47. Gebauer J, et al. Long-Term Endocrine and Metabolic Consequences of Cancer Treatment: A Systematic Review. Endocr Rev, 2019, 40 (3): 711-767.

48. Skinner R, et al. Recommendations for gonadotoxicity

surveillance in male childhood, adolescent, and young adult cancer survivors: a report from the International Late Effects of Childhood Cancer Guideline Harmonization Group in collaboration with the PanCareSurFup Consortium. Lancet Oncol, 2017, 18 (2): e75-e90.

49. van Dorp W, et al. Recommendations for Premature Ovarian Insufficiency Surveillance for Female Survivors of Childhood, Adolescent, and Young Adult Cancer: A Report From the International Late Effects of Childhood Cancer Guideline Harmonization Group in Collaboration With the PanCareSurFup Consortium. J Clin Oncol, 2016, 34 (28): 3440-3450.

50. Wang K W, et al. Overweight, obesity and adiposity in survivors of childhood brain tumours: a systematic review and meta-analysis. Clin Obes, 2018, 8 (1): 55-67.

51. Friedman D N, E S Tonorezos, P Cohen. Diabetes and Metabolic Syndrome in Survivors of Childhood Cancer. Horm Res Paediatr, 2019, 91 (2): 118-127.

52. A prospective survey study of lower urinary tract dysfunc-

tion in childhood cancer survivors after vincristine and/or doxorubicin chemotherapy. Pediatric Blood & Cancer, 2021.

53. Latoch E, et al. Late effects of childhood cancer treatment in long-term survivors diagnosed before the age of 3 years – A multicenter, nationwide study. Cancer Epidemiol, 2022, 80: 102209.

54. Santos M, et al. Nephrotoxicity in cancer treatment: An overview. World J Clin Oncol, 2020, 11 (4): 190–204.

55. Chiruvella V, P Annamaraju, A K Guddati. Management of nephrotoxicity of chemotherapy and targeted agents: 2020. Am J Cancer Res, 2020, 10 (12): 4151–4164.

56. Faught L N, et al. Drug-induced acute kidney injury in children. Br J Clin Pharmacol, 2015, 80 (4): 901–909.

57. O'Sullivan D. Late effects of chemotherapeutic agents on renal function in childhood cancer survivors: a review of the literature. Ir J Med Sci, 2017, 186 (1): 49–55.

58. Crona D J, et al. A Systematic Review of Strategies to Prevent Cisplatin-Induced Nephrotoxicity. Oncologist, 2017, 22 (5): 609-619.

59. Guilcher G, et al. Immune function in childhood cancer survivors: a Children's Oncology Group review. Lancet Child Adolesc Health, 2021, 5 (4): 284-294.

60. Sy A, et al. Late-occurring infections in a contemporary cohort of hematopoietic cell transplantation survivors. Cancer Med, 2021, 10 (9): 2956-2966.

61. Ramsay J M, et al. Respiratory emergency department use from diagnosis through survivorship in children, adolescents, and young adults with cancer. Cancer, 2018, 124 (19): 3924-3933.

62. 袁晴, 高怡瑾. 儿童血液肿瘤康复者预防接种计划及实施. 中华实用儿科临床杂志, 2021, 36 (3): 5.

63. Rubin L G, et al. 2013 IDSA clinical practice guideline for vaccination of the immunocompromised host. Clin Infect Dis, 2014, 58 (3): 309-318.

64. Shetty A K, M A Winter. Immunization of children receiving immunosuppressive therapy for cancer or hemato-

poietic stem cell transplantation. Ochsner J, 2012, 12 (3): 228-243.

65. 袁晴, 等. 化疗和（或）造血干细胞移植后儿童乙型病毒性肝炎疫苗再接种有效性及安全性研究. 中华儿科杂志, 2020, 58 (10): 5.

66. Deng P, et al. Prospective clinical trial of hepatitis B vaccination for children with hematological malignancies: a study on the safety and immunogenicity efficacy. Hum Vaccin Immunother, 2021, 17 (11): 4578-4586.

67. 杨天, 等. 上海市浦东新区白血病儿童麻疹、风疹、流行性腮腺炎抗体水平分析. 中国生物制品学杂志, 2018, 31 (8): 4.

68. Shi L, et al. Prevalence and predictors of posttraumatic stress symptoms in parents of children with ongoing treatment for cancer in South China: a multi-centered cross-sectional study. Support Care Cancer, 2017, 25 (4): 1159-1167.

69. van Warmerdam J, et al. Prevalence of anxiety, depression, and posttraumatic stress disorder in parents of children with cancer: A meta-analysis. Pediatr Blood Can-

cer，2019，66（6）：e27677.

70. 张萍，等.不同心理干预方法对恶性肿瘤患儿负性情绪干预效果的网状 Meta 分析.重庆医科大学学报，2017，42（9）：6.

71. Zhang K，et al. Effects of Drawing Therapy on Pediatric Oncology Patients：A Systematic Review. Cancer Nursing，2021，publish ahead of print.

72. Willard V W. Social skills interventions for survivors of pediatric brain tumors：A review and reformulation. Pediatr Blood Cancer，2018，65（12）：e27434.

73. Lopez-Rodriguez M M，et al. New Technologies to Improve Pain，Anxiety and Depression in Children and Adolescents with Cancer：A Systematic Review. Int J Environ Res Public Health，2020，17（10）.

74. Luo Y H，et al. Psychological interventions for enhancing resilience in parents of children with cancer：a systematic review and meta-analysis. Support Care Cancer，2021，29（11）：7101-7110.

75. Andriastuti M，et al. Palliative Home Visit Intervention and Emergency Admission in Pediatric Cancer Children：

A Randomized Controlled Trial. Curr Pediatr Rev，2022.

76. Tang W P，et al. The effects of psychoeducational inter-
ventions on caregivers of children with cancer： A meta-
analysis of randomized controlled trials. J Child Health
Care，2020，24（1）：123-142.

77. Meyler E，et al. Review of family-based psychosocial in-
terventions for childhood cancer. J Pediatr Psychol，
2010，35（10）：1116-1132.

78. Salem H，et al. Home-based cognitive behavioural thera-
py for families of young children with cancer（FAMOS）：
A nationwide randomised controlled trial. Pediatr Blood
Cancer，2021，68（3）：e28853.

79. Vrijmoet-Wiersma C M，et al. Assessment of parental
psychological stress in pediatric cancer： a review. J Pe-
diatr Psychol，2008，33（7）：694-706.

80. Thompson A L，T K Young-Saleme. Anticipatory Guid-
ance and Psychoeducation as a Standard of Care in Pedi-
atric Oncology. Pediatr Blood Cancer，2015，62 Suppl
5：S684-S693.

81. Lown E A，et al. Psychosocial Follow-Up in Survivor-

ship as a Standard of Care in Pediatric Oncology. Pediatr Blood Cancer, 2015. 62 Suppl 5（Suppl 5）：S514-S584.

82. Thompson A L, et al. Academic Continuity and School Reentry Support as a Standard of Care in Pediatric Oncology. Pediatr Blood Cancer, 2015, 62 Suppl 5（Suppl 5）：S805-S817.

83. 石一复，等.小儿与青少年妇科学.北京：科学出版社，2019.

84. 日本肿瘤治疗学会.儿童、青春期以及年轻恶性肿瘤患者的生育力保存诊疗指南.上海：上海科学技术出版社，2021.

85. Fertility preservation and reproduction in patients facing gonadotoxic therapies： a committee opinion. Fertil Steril, 2013, 100（5）：1224-1231.

86. Donnez J, M M Dolmans.Fertility Preservation in Women. N Engl J Med, 2017, 377（17）：1657-1665.

87. Wallace W, et al. Fertility preservation for girls and young women with cancer： population-based validation of criteria for ovarian tissue cryopreservation. Lancet On-

cology, 2014.

88.Palmer J D, et al. Late effects of radiation therapy in pediatric patients and survivorship. Pediatr Blood Cancer, 2021, 68 Suppl 2: e28349.

89. Mulder R L, et al. Fertility preservation for female patients with childhood, adolescent, and young adult cancer: recommendations from the PanCareLIFE Consortium and the International Late Effects of Childhood Cancer Guideline Harmonization Group. Lancet Oncol, 2021, 22 (2): e45-e56.

90.Mulder R L, et al. Communication and ethical considerations for fertility preservation for patients with childhood, adolescent, and young adult cancer: recommendations from the PanCareLIFE Consortium and the International Late Effects of Childhood Cancer Guideline Harmonization Group. Lancet Oncol, 2021, 22 (2): e68-e80.

91. Anderson R A, et al. The impact of cancer on subsequent chance of pregnancy: a population-based analysis. Hum Reprod, 2018, 33 (7): 1281-1290.

92. Anderson R A, et al. Cancer treatment and gonadal function: experimental and established strategies for fertility preservation in children and young adults. Lancet Diabetes Endocrinol, 2015, 3 (7): 556-567.

93. Marchak J G, et al. Recommendations for the surveillance of mental health problems in childhood, adolescent, and young adult cancer survivors: a report from the International Late Effects of Childhood Cancer Guideline Harmonization Group. Lancet Oncol, 2022, 23 (4): e184-e196.

94. Yang C, et al. Childhood malignant ovarian germ cell tumors: A single institution experience. European Journal of Gynaecological Oncology, 2017, 38 (5): 700-703.

95. Woo L L, J H Ross. Partial orchiectomy vs. radical orchiectomy for pediatric testis tumors. Transl Androl Urol, 2020, 9 (5): 2400-2407.

96. Minard-Colin V, et al. Localized vaginal/uterine rhabdomyosarcoma-results of a pooled analysis from four international cooperative groups. Pediatr Blood Cancer, 2018, 65 (9): e27096.

97.Spinelli C，et al. Surgical management of ovarian terato-mas in childhood：a multicentric study on 110 cases and a literature review. Gynecol Endocrinol，2021，37（10）：950-954.

98.中国抗癌协会妇科肿瘤专业委员会.阴道恶性肿瘤诊断与治疗指南（2021年版）.中国癌症杂志，2021，31（06）：546-560.

99.中华医学会骨科学分会骨肿瘤学组.四肢骨肉瘤保肢治疗指南.中华骨科杂志，2019，39（1）：9.

100.Holm C E，et al. Implant and limb survival after resec-tion of primary bone tumors of the lower extremities and reconstruction with mega-prostheses fifty patients fol-lowed for a mean of forteen years. Int Orthop，2018，42（5）：1175-1181.

101.郭卫，等.少年儿童膝关节恶性骨肿瘤切除后的重建方法.中华解剖与临床杂志，2019，24（3）：6.

102.Rao A D，et al. A Road Map for Important Centers of Growth in the Pediatric Skeleton to Consider During Ra-diation Therapy and Associated Clinical Correlates of Radiation-Induced Growth Toxicity. Int J Radiat Oncol

Biol Phys, 2019, 103 (3): 669-679.

103.Moke D J, et al. Prevalence and risk factors for cisplatin-induced hearing loss in children, adolescents, and young adults: a multi-institutional North American cohort study. Lancet Child Adolesc Health, 2021, 5 (4): 274-283.

104.Sambri A, et al. Margin Assessment in Soft Tissue Sarcomas: Review of the Literature. Cancers (Basel), 2021, 13 (7).

105.Yu K, et al. Impact of Limb Salvage on Prognosis of Patients Diagnosed With Extremity Bone and Soft Tissue Sarcomas. Front Oncol, 2022, 12: 873323.

106.Parikh R P, J M Sacks. Lower Extremity Reconstruction After Soft Tissue Sarcoma Resection. Clin Plast Surg, 2021, 48 (2): 307-319.

107.Broglie L, et al. Pulmonary Complications in Pediatric and Adolescent Patients Following Allogeneic Hematopoietic Cell Transplantation. Biol Blood Marrow Transplant, 2019, 25 (10): 2024-2030.